EsposAmante

Nelma Penteado

EsposAmante

Para toda mulher que quer mais
romance e paixão no relacionamento

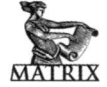

© 2012 - Nelma Penteado

Direitos em língua portuguesa para o Brasil:
Matrix Editora - Tel: (11) 3868-2863
www.matrixeditora.com.br

**Projeto gráfico,
capa e diagramação**
Daniela Vasques

Revisão
Adriana Parra
Mariana Munhoz

Dados Internacionais de Catalogação na Publicação (CIP)
SINDICATO NACIONAL DOS EDITORES DE LIVROS, RJ.

Penteado, Nelma, 1962-
EsposAmante : para toda mulher que quer mais romance e paixão no relacionamento / Nelma Penteado. - [24.ed.]. - São Paulo : Matrix, 2012.

1. Relação homem-mulher. 2. Relações humanas. 3. Sexo. I. Título.

12-5569.   CDD: 306.7
               CDU: 392.6

A Deus,
força que me sustenta em todos os momentos, iluminando meus caminhos.

                        Nelma Penteado

Sumário

Prefácio 13
Meu recado 19
EsposAmante 25
Primeiro passo: descobrir a mulher que você é! 27
    O verdadeiro órgão sexual: a mente
Segundo passo: conheça seu corpo 31
    Princesa Diana
    O que é ser sexy?
    Visualmente falando
    Dicas importantes
Terceiro passo: para sermos amadas, devemos nos amar primeiro 41
Quarto passo: decida ser responsável por você mesma, na cama e fora dela 43
    Orgasmo: sua responsabilidade (derrubando mitos)
    Bate-papo sobre fantasias
    Obtendo resultados
Quinto passo: Acrescentar carinho ao seu dia a dia 59
Sexto passo: homens – a escolha certa 65
    Diferenças
    O ego
    Nível de exigência
    Homens & Amor

Sétimo passo: enfrentando o cotidiano   *71*

   Sua vida, livre de cobranças

   Administrando as brigas

   Gravidez

   Filhos

   Reciclagem

   Amor & Cotidiano

Oitavo passo: teste rotineiro   *81*

   Rotina

   Espantando a rotina

Nono passo: entender os segredos da sedução através dos sentidos   *91*

   A verdadeira sedução: os cinco sentidos

   1. Visão

   2. Olfato

   3. Tato

   4. Audição

   5. Paladar

Décimo passo: a mulher sensual   *113*

Minha mensagem   *115*

Depoimentos   *117*

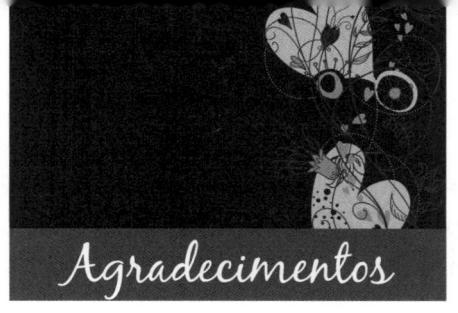

Agradecimentos

Um livro não se escreve sozinho. Quero agradecer carinhosamente às pessoas que, de uma forma ou de outra, contribuíram muito para que essa ideia se tornasse realidade.

A meus pais, que lutaram por mim no tempo em que eu não podia lutar por mim mesma.

Zilda Penteado
Minha mãe, mulher admirável, cujo amor, incentivo e confiança em mim têm sido a minha força motriz desde o meu nascimento.

Ismael Penteado
Meu pai, um grande pensador, que sempre procurou de todas as formas ampliar meus horizontes.

Telma, Selma, Ismael Jr. e Samuel
Meus irmãos, por todas as horas de riso, lágrimas e lutas vividas e vencidas juntos.

Elza Pereira
Que sempre me cobriu com amor de mãe.

Maria Amélia V. G. Ramos
Mulher-rainha, muitas vezes minha fonte inspiradora,
e seu marido, Paulo Fernandes – pessoas lindas e únicas que me
envolveram sempre em uma redoma de amor e de incentivo.

Isidoro e Juliana
Pessoas maravilhosas, exemplos de vida e de amor.

Dora Tcaciuc
Uma luz que sempre brilhou ao meu redor, estimulando
e transmitindo paz, tranquilidade e paciência sempre que
isso parecia estar distante.

Minha equipe nota mil
Por ficar à frente do trabalho nos Institutos,
permitindo-me organizar os cursos e este livro.

Lúcia e Jane
Por cuidarem de mim, de nossa casa e de nossa
filhinha com tanta dedicação e eficiência.

Anita Moraes
Por colocar ordem na minha explosão de palavras,
com tanto zelo e carinho, acompanhando este livro
(meu primeiro filho) com a dedicação e o amor de uma parteira,
dando-lhe o primeiro banho, com atenção e prazer especiais.

Caroline Veiga
Minha filhinha querida, por vir ao mundo para encher
nossa vida com uma gostosa e genuína alegria.

Domingos Veiga
Homem da minha vida, vento forte a impulsionar minhas asas,
a mostrar que sou muito mais do que jamais acreditei ser.
Porto seguro e refúgio nas tempestades do cotidiano, que decidiu
partilhar comigo um relacionamento cheio de amor, tesão,
carinho, paixão, loucura e romance. Aquele que conseguiu trazer
harmonia à minha vida e serenidade ao meu coração.

Jô Soares e Produção
Pela seriedade e empenho com que tornaram
possível divulgar meu trabalho em todo o país,
dando-me a oportunidade de levar esta
mensagem a muitas mulheres que hoje são mais felizes
por conhecerem melhor o seu potencial sensual.

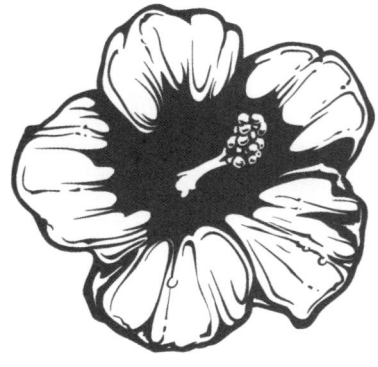

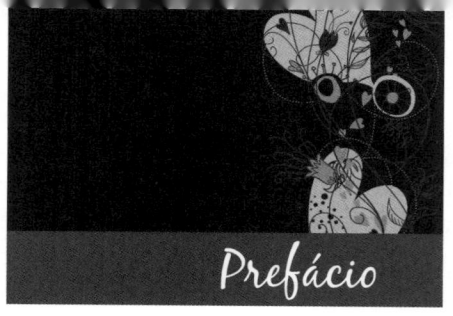

Prefácio

O ar, a água, a terra e o fogo são os quatro elementos de onde vêm todos os seres vivos, inclusive os seres humanos. E de que mais precisa um ser humano, seja ele homem ou mulher? O que é bom para uma vida harmoniosa e saudável? Tenho impressão de que bastariam estes quatro elementos: a água para beber, o ar para respirar, a terra simbolizada pelo alimento que dá energia aos movimentos, e o fogo, simbolizado pelo amor que nos completa (somos seres perfeitos e, ao mesmo tempo, estranhamente inacabados).

Mas nós queremos ter mais do que isso. Entre tantas coisas que fabricamos, pensando que nos serão muito úteis, estão as regras sociais, algumas boas, outras nem tanto. E como tudo que é artificial ou fabricado, essas regras não tão boas violentam nossa natureza humana. Uma regra implacável que recaiu sobre o universo feminino é a de que as mulheres se dividiriam em duas espécies – uma preparada para o amor, outra destinada ao casamento. Segundo essa regra, os dois tipos de mulher não poderiam existir numa pessoa só.

Com isso, o que aconteceu com a mulher? Ela se viu forçada a fazer uma dolorosa escolha. Ou libertar sua natureza feminina, ou então obedecer a mais uma regra – a de que mulheres respeitáveis não têm sensações, ou, se as têm, devem tentar sufocá-las. Então, a união entre um homem e uma mulher, o objetivo primeiro da Criação, se tornou simplesmente uma relação de conveniência, embora chamem isso de amor.

No íntimo, ambos sabem que precisam de um amor de verdade, de um amor que extasia, que redime, que completa e que acalma *el hambre del alma*. Só não sabem onde nem como buscá-lo. E como criaram um mundo cada vez mais artificial, com necessidades imaginárias, não conseguem ser felizes.

Mas alguma coisa sempre grita lá dentro, do íntimo de um coração, algo que em uma relação artificial fica abafado... mas nunca morre. Então, o homem normalmente procura suprir sua necessidade de união buscando sua alma gêmea em outras parceiras. A mulher, por sua vez, encolhe-se e cria uma série de doenças e de problemas emocionais em vez de tentar melhorar o seu relacionamento. O homem explode, a mulher implode. Nenhum dos dois se permite realizar seus desejos e necessidades verdadeiros. Às vezes, acabam ficando tão confusos e tão sem horizontes que nem ao menos sabem quais são os seus desejos, ou se eles têm desejos, fantasias e sonhos.

O sexo é a mais linda manifestação de amor e de comunhão entre dois seres. O sexo tem a ver com o corpo e com o caráter numinoso, divino, do corpo.

É através dos corpos que duas almas se comunicam. O corpo brota da terra – ele é o veículo da alma. Aceitar e encontrar beleza em um corpo é entrar em sintonia com a natureza, é resgatar o lado selvagem adormecido em cada um. E a beleza nada tem a ver com padrões ditados pela época; a beleza é fruto de um cântico de vida entoado de dentro para fora, com as sensações que o corpo transmite, de como ele sabe doar-se e receber. Seja qual for a forma de um corpo ou a cor que ele possua, é sempre um fruto da terra – e ali existe beleza.

Uma vez, em Nova York, comprei um avental que trazia a estampa de um bolo de chocolate todo feinho e logo abaixo uns dizeres: *"Don't worry! It tastes better than it looks!"* (Não se preocupe! O sabor é melhor do que a aparência!). Mas nós nunca vemos a coisa por esse lado. Ou mutilamos o corpo tentando fazer com que ele fique dentro dos padrões ou nos esquecemos dele. Duas formas de ódio ou de abandono da pessoa que habita aquele corpo.

As mulheres *destinadas a ser respeitáveis* foram ensinadas a detestar o próprio corpo e tudo o que ele necessita e lhes pede – elas tiveram seu canto de vida sufocado, cortaram o vínculo com seu lado selvagem, desaprenderam tudo sobre o amor-próprio, foram domesticadas. Imagine um condor preso em uma gaiola pequena, com as asas cortadas. Ou uma carpa confinada em um tanque. Imagine um esquilo que não pode subir em árvores. Pense num carvalho, num pinheiro ou num álamo criados em uma estufa. Imagine borboletas criadas dentro de um apartamento.

Assim têm sido nossos sonhos e nossos desejos, mutilados, contidos, por várias gerações. Lembro-me de uma cena a que assisti quando era pequena. Vivíamos no interior, onde as mulheres foram ensinadas a ter orgulho de suas próprias repressões sexuais e emotivas. Eu devia ter uns cinco anos e assisti à conversa que se passou entre minha mãe e dona Santa – parecia uma música cujas notas desafinavam. Lembro-me de dona Santa, com um jeito empertigado e o olhar resignado e triunfante, como se ela estivesse relatando um ato de heroísmo:

"Quando meu marido quer se deitar comigo, eu obedeço. Deixo ele fazer o que precisa, mas tenho o cuidado de ficar dura no lugar, sem mover um músculo, sem achar graça. Não quero que ele pense mal de mim! E só faço *aquilo* porque é minha obrigação de mulher".

Nunca me esqueci dessa conversa e de tantas outras que ouvi pelo caminho. Mulheres de gritos contidos, de almas amarradas, como diz Clarissa Pinkola. Renúncias e adiamentos de suas próprias emoções feitos em nome da moral e dos "bons costumes". Bons para quem?

Só muito recentemente surgiu a preocupação com a educação sexual. Entretanto, a educação sexual é ensinada por uma geração bastante reprimida e que acaba ensinando às gerações seguintes o que *não* se deve fazer, em nome dos tabus que ela traz consigo. E as pessoas ficam desorientadas – o sexo é visto ora como proibido, ora como comportamento obrigatório. Mas o sexo não é bom ou ruim, não é moral ou imoral, não tem caráter positivo ou negativo – tudo depende do uso que se faz dele.

Ao contrário, os cursos e o livro de Nelma Penteado ensinam *o que se deve fazer*. Em nome do amor, do prazer, da sensualidade, de um contato físico que é a porta de acesso para um contato maior. Nelma é uma linda criatura que aprendi a conhecer e a gostar muito. Mesmo sabendo que está o tempo todo pisando em campo minado, Nelma continua avançando. Ela ensina as mulheres com uma compaixão e uma delicadeza de quem tem o talento da Grande Mãe, da Grande Mulher Selvagem. Nelma rompeu as barreiras dos seus próprios tabus para poder transmitir às outras mulheres o que de prático e de bom pode existir na educação sexual ensinada sem preconceitos.

E o que ela faz? Nelma ajuda a criar um novo ser, mostrando à mulher como unir as duas espécies em uma só – e o título de seu livro diz tudo: *EsposAmante*. Com seu jeito todo especial, ela desperta a voz adormecida, o canto abafado, a alma-borboleta confinada no corpo. Com simplicidade e ternura, Nelma pega a mulher acanhada e cabisbaixa pela mão e a faz erguer a cabeça e se transformar numa mulher poderosa e confiante.

O que qualquer pessoa procura no sexo, na verdade, é o abraço, o contato, a sensação de ser aceito. Muitas vezes, a insegurança e a falta de informação superam o impulso de uma ligação mais profunda e o tão esperado abraço se perde numa fantasia nunca concretizada. Não importa o quanto uma aluna de Nelma tenha lido a respeito de sexo, não importa quanta ou quão pouca experiência ela tenha na área sexual, existe algo nas mensagens da *mestra* (como eu a chamo carinhosamente) que funciona como ponto de partida para uma nova feminilidade.

Em pouco tempo, a *mestra* passou a ser uma figurinha especial em minha vida e foi com muita alegria e um certo orgulho que aceitei o convite para revisar e prefaciar seu livro. Nelma é muito mãezona de tudo o que a cerca, seja de sua família, de suas alunas, de seus cursos ou deste livro, que vem completar o bonito e inédito trabalho que ela desenvolve. Seu empenho é muito importante no sentido de desenvolver a autoestima feminina e é um trabalho inovador: unindo essas duas mulheres em uma só, ela dá à sexualidade feminina uma oportunidade para expressar os sentimentos livremente, encontrando prazer no contato com o outro. Eu apostei nesse trabalho para mim mesma e para passá-lo às minhas clientes. Valeu a pena. Quem acompanha Nelma de perto sabe por quê.

Anita Moraes,
autora de *Visualize a sua cura*
Editora Cultrix, 1999

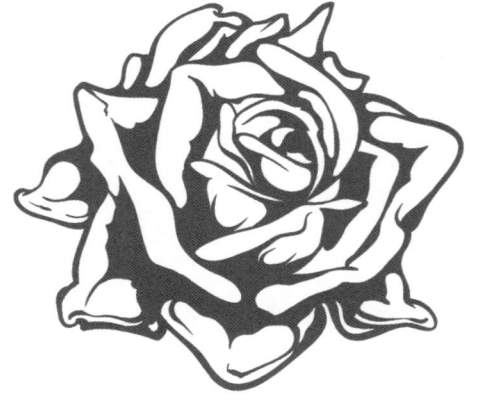

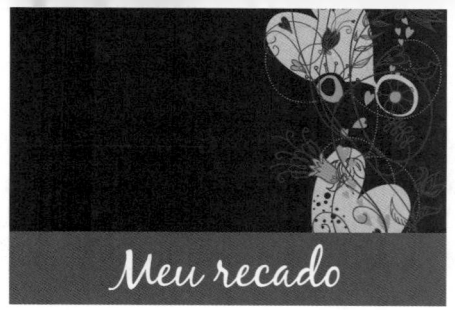

Meu recado

Você *tem direito* a uma vida sexual e afetiva prazerosa, gostosa, envolvente, cheia de tesão e carinho. Isso é uma questão de *atitude* e não de *espera*. Como eu sei que isso é verdade? Pela minha história de vida.

Felizmente para mim, descobri certo dia que desejava muito mais da vida em matéria de relacionamento afetivo como mulher. Percebi-me cansada de tombos e fracassos amorosos, típicos de quem espera pelo milagre do príncipe encantado, e resolvi ir à luta para obter por mim mesma o que antes entendia ser obra natural do destino. E posso dizer que consegui.

Assim, quero mostrar o que aprendi fazendo esse caminho. Meu maior desejo é que, com este livro, você tenha muito mais qualidade em matéria de amor e sexo de agora em diante.

SÓ DESEJAR FELICIDADE BASTA?

Lembro-me até hoje do dia do meu primeiro casamento:
– Que vocês sejam felizes para sempre!
– Mil felicidades!

Os cumprimentos, sempre tão iguais, eram seguidos e me davam uma sensação de estar um pouco atordoada. Desejos de felicidades *forever*...
Tudo parecia estar certo: o vestido branco, a limusine, o buquê, a orquestra. Tudo estava impecável – as alianças,

os padrinhos, o padre sorridente. Uma cena ficou gravada na memória: ao final, quando eu corria para o carro com os cabelos cheios de grãos de arroz, a mão de alguém me segurou o braço e eu ouvi uma voz dizendo:
– Querida, se você passar pela crise dos dois anos, o resto é bico. Felicidades.
Os sorrisos à minha volta se congelaram, como o meu. A roda-viva de "parabéns e felicidades" que continuou depois parou naquele instante por algum tempo. E eu segui o meu caminho, levando comigo aquele estranho cumprimento, que mais parecia um agouro.
Fui feliz na lua de mel, pois esse era o sentimento que uma noiva aprendia a ter, até descobrir que eu não sabia como me comportar sexualmente – como tantas, eu havia sido ensinada sobre tudo aquilo que uma mulher não podia e não devia fazer. Mas como ser "boa de cama", dar e receber prazer de forma agradável para si e para o parceiro, isso ninguém ensina. E foi o que eu me empenhei em aprender sozinha.
Ao começar essa etapa da vida, agora como esposa jurada e sacramentada, amigas e vizinhas corriam, solícitas, a me prevenir contra os perigos conjugais que eu devia evitar ou superar.

Sra. A (5 anos de casada):
– Anjo, a crise dos dois anos, comparada com a crise dos cinco, não é nada!
E eu pensava: será que vem mais crise?

Sra. B (12 anos de casada):
– Oi, você é nova aqui? Que lindo o seu apê! É uma pena que essa fase da lua de mel passe tão rápido, né? Depois? Ah! Depois vem o de sempre: o tédio... Mas não liga, não, a gente se vê na reunião de condomínio, ali você se distrai um pouco, quando estiver na minha fase...
Tédio? O de sempre? Havia algo de resignado e de

fatídico na fala dessa mulher. Como na fala da Sra. C, com 18 anos de casada:

Sra. C:
– Cuidado com a moça do 51! É daquelas que *fazem tudo*, sabe? Não se dá ao respeito. Dizem que ela deixa os homens loucos.

Fiquei a olhar a Sra. C enquanto falava, sem saber exatamente o que era "fazer tudo", e, mesmo sem saber por quê, nem o que era esse "tudo", secretamente me peguei gostando da ideia. Então vinha a Sra. D, casada havia 25 anos:

Sra. D:
– Filha, com o tempo o amor amadurece! A gente tem que aceitar. É assim mesmo...
Enquanto ouvia a Sra. D falar, com aquele ar resignado, pensava: algo nessa frase não está soando bem...

O tempo passou. Por coincidência ou não, o casamento foi realmente amadurecendo... amadurecendo... até que caiu, de tão maduro. Então, depois de sair desse casamento, que durou quase quatro anos, dentro do qual senti um enorme vazio na parte afetiva e um vazio ainda maior na parte sexual, decidi que era hora de mudar. Decidi que não gostaria de repetir o mesmo filme na minha vida.

Culpas? Não existem culpas. Na realidade, ele não era meu parceiro ideal, e vice-versa. Ambos tínhamos ideais diferentes quanto ao que deveria ser um relacionamento. Eu estava preocupada demais em emitir queixas e em delegar-lhe toda a responsabilidade pela felicidade que não sabia buscar, e ele, por sua vez, estava preocupado demais com a carreira profissional, a estabilidade e temas afins.

Resumo da ópera: o mesmo da maioria das uniões parecidas com essa – os dois querendo que o casamento desse certo, mas cada um preocupado basicamente consigo mesmo. Nunca perguntamos um para o outro qual seria o ideal de um relacionamento feliz, ou o que o outro gostaria que fosse modificado. Fomos deixando que a vida e o cotidiano se encarregassem disso e, ao final, descobrimos que nossas ideias sobre o mesmo assunto eram completamente diferentes. Apenas uma frase que ele dizia ficou na memória: "Os tombos nos ajudam a crescer!". E assim é: depois de um tombo, você pode tomar duas atitudes distintas, ou seja, deixar-se ficar para sempre no chão, lamentando-se, ou levantar-se (crescer) e aprender a evitar novos tombos. E foi o que eu fiz. Eu me ergui.

Defini de modo claro, dentro de mim, o que eu queria exatamente, tanto em matéria de afeto quanto na área sexual: desejava uma vida afetiva cheia de carinho, cumplicidade, amor, bem como uma vida sexual cercada de tesão, falta de ar, palpitações, prazer e felicidade. Com uma diferença: agora, de alguma forma eu sabia que, mesmo encontrando o parceiro ideal, só desejar ser feliz sem fazer algo a respeito não iria bastar.

Então, parti para a busca: fui buscar quem era eu, o que desejava e como desejava. Essa busca aguçou meus sentidos para todas as informações disponíveis que eu pudesse encontrar e despertou em mim um sentimento de liberdade e de conquista no aprendizado da arte de ser mulher e do que é a essência da feminilidade. Nesse caminho eu experimentei o medo, a angústia, a ansiedade, porém, posso garantir que essa foi uma experiência que valeu a pena. Hoje, posso dizer que sou muito feliz e tenho um marido que procura o mesmo que eu dentro de um relacionamento: felicidade, pura e simplesmente.

Então, alguém diria: mas isso não é o que todos nós procuramos?

É exatamente esse o ponto mais importante. Temos sempre a tendência a achar que procurar e desejar felicidade é suficiente e deixamos de lado nosso próprio esforço em obtê-la, esperando que as coisas aconteçam como num passe de mágica. Certamente, ninguém – ou quase ninguém – se casa esperando ou querendo que seu relacionamento dê errado. Mas daí a fazer efetivamente algo por esse relacionamento há uma grande distância. O que deve ficar bem claro, portanto, é que só esperar e desejar que algo aconteça não é tudo, não basta!

AMOR *VERSUS* DIA A DIA

Quando se começa a amar, tudo é mágico, tudo é lindo, tudo faz com que sintamos que aquilo vai durar para sempre. No entanto, quando o cotidiano se instala, se não aprendermos junto com ele a instalar também muita comunicação, compreensão, amor, criatividade e bom humor, o que era mágico e lindo pode se transformar em ressentimento, mágoa, frustração, rejeição, reclamação, enfim, numa lista tão grande de conflitos que pode vir a superar o desejo inicial de que tudo fosse durar para sempre.

Muito de minha experiência vem do trabalho que faço nos três institutos que possuo em São Paulo. Acabo atuando paralelamente, mesmo que sem querer, como uma espécie de terapeuta de minhas clientes, pois elas nos confidenciam seus problemas diários, seus desejos e pensamentos mais íntimos. E como é gratificante para mim ouvi-las e poder ajudá-las! Ao longo desses anos de trabalho, o contato com essas mulheres tem se mostrado um aprendizado. São mulheres de todos os níveis sociais, de todas as idades, cujos relatos apontam para um único e constante problema: o relacionamento. (Se está ruim, como melhorá-lo? Se está bom, como torná-lo melhor ainda?) Com o tempo, fui percebendo como demonstrar a elas o que fazer para melhorar a qualidade de suas vidas afetiva e sexual. Assim surgiram os cursos que passei a ministrar pelo país inteiro, nos quais comecei a transmitir para as mulheres o que eu mesma aprendi no meu próprio caminho de busca.

Mas ainda faltava alguma coisa. Eu queria ter certeza, ao final de cada curso, de que minhas alunas teriam algo anotado para ler e refletir. Tudo isso acabou me motivando a escrever este livro, que, espero, complemente o curso e seja uma mensagem muito valiosa para você.

Um grande beijo,

Nelma Penteado

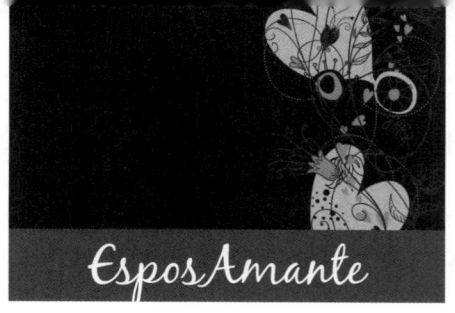

É curioso como algumas palavras são tão fortes que provocam as emoções mais variadas, dependendo de quem as ouve ou diz. A palavra *amante* é uma delas. Ora emitida sob a forma de um sussurro quase que inaudível: "pss... amante...", ora como uma indignação: "amaante!!!", ora como uma enorme surpresa na voz: "amaante?!", ou com profunda tristeza: "amante...". Poucas vezes de forma natural, poucas vezes com orgulho: "amante!".

E por aí vai. Toda vez que essa palavra tão simples vem à tona, parece estimular as mais variadas e inimagináveis fantasias sexuais. De maneira geral, traz a ideia de um furacão, de um vendaval, de uma tempestade.

Já a palavra "esposa" transmite a ideia do lar, do companheirismo, da vida em comum. É uma brisa suave, uma chuva fina, calma e constante. Na visão geral, a esposa é carinhosa, companheira, discreta, e, na mesma visão, a amante é atrevida, audaciosa, fogosa, sensual, ardente.

É a partir dessa diferença de conceitos que muitos conflitos têm início dentro de um relacionamento. Muitas vezes, a esposa tem medo da amante, mas secretamente desejaria ser como ela no tocante ao prazer, ao desejo, à ousadia e a outras características que ela imagina que a amante deva possuir. Por outro lado, a amante também teme a esposa, mas, no íntimo, desejaria ter o que ela tem, ou seja, ter o seu companheiro junto de si todos os dias, poder contar com uma família e não ter de viver na clandestinidade.

Analisando bem, esposa e amante são coisas totalmente antagônicas. E isso não é bom. O ideal, dentro de um relacionamento, é mesclar o fogo ardente com o carinho, a tempestade com a brisa suave, a ousadia com a estabilidade, a sensualidade e a criatividade com o cotidiano. Sei que isso não parece nada fácil – mas é perfeitamente possível!

Vamos conhecer alguns passos que podem nos aproximar desse ideal: ser esposa e amante ao mesmo tempo.

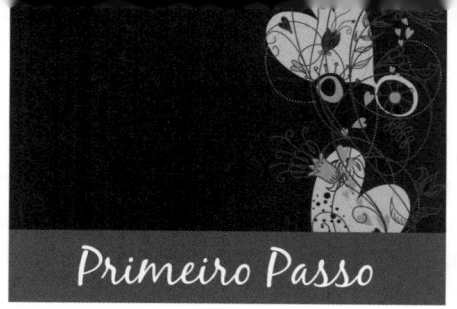

Primeiro Passo

Descobrir a mulher que você é!

Existem muitos livros que classificam a mulher em vários tipos distintos, e a tendência de quem os lê é tentar enquadrar-se estreitamente dentro de um deles. Nós todas fazemos isso. Ao se deparar com uma dessas classificações, você infalivelmente se põe a pensar: "Meu Deus, será que eu sou assim? Ou assim? Ou quem sabe assim...".

Mas não é isso que importa para nós agora. Seja lá qual for a sua maneira de ser, acredito que dentro da mulher existe apenas um grande e único desejo: o de amar e ser amada.

No plano sexual, temos o hábito de desejar que nosso parceiro automaticamente leia os nossos pensamentos e realize nossas mais íntimas fantasias e desejos sexuais. Temos também o desejo de que a relação sexual vá além do simples contato físico e venha a ser um elo emocional entre você e o homem que você ama. Tudo isso é muito bom, é um desejo genuíno, verdadeiro. Mas é um desejo pela metade. Hoje eu entendo que, muito antes de desejar o que gostaria que acontecesse, é importante que você descubra quem você é, do que gosta e como gosta.

Aí há algumas dificuldades que você deve aprender a superar. Por vários motivos, é muito difícil, por exemplo, admitir que gostamos de sexo e como gostaríamos que fossem os nossos momentos de prática sexual. Fomos duramente ensinadas que "moça direita" não demonstra que gosta de sexo e que, se o fizer, o parceiro não a respeitará. Aprendemos a reprimir nossa sexualidade para "não parecermos muito depravadas". Isso se reflete em toda a nossa vida sexual, e, como temos a ideia de que toda iniciativa deve vir do homem, delegamos a ele a total responsabilidade até mesmo pelo nosso orgasmo, enquanto ficamos ali, impassíveis, à espera de que algo mágico aconteça.

Para mudar isso, em primeiro lugar, esqueça esses rótulos e deixe que caiam por terra todos os tabus, todos os medos e inibições que de alguma forma ainda estejam bloqueando o seu prazer. Sei que não é algo que acontece da noite para o dia, mas isso não impede você de dar o primeiro passo, tomando a atitude de *querer mudar*. Essa simples atitude vai lhe proporcionar um controle maior sobre o seu próprio desenvolvimento sexual e afetivo. A partir daí, seja perseverante, porém, seja paciente também. Apesar de essa decisão ser o passo vital para obter o sucesso, as coisas não passam a acontecer magicamente, logo após você ter chegado a esse ponto. Seria muito bom se fosse assim, mas adquirir uma nova atitude não é o mesmo que comprar um produto qualquer, exposto em uma vitrine.

O essencial, no entanto, já foi feito: a tomada de decisão. O que acontece de mágico, logo em seguida, é que você passa a querer uma qualidade de vida melhor e mais consistente na área afetiva e sexual. Você se percebe passando a lutar por isso, e não mais esperando que o destino se encarregue de fazer acontecer.

É uma experiência libertadora poder ser, enfim, você mesma – na cama e fora dela –, assumindo o que quer, da maneira que quer, e recebendo as recompensas por isso, tornando sua vida mais plena de significado.

Depois de sermos ensinadas conforme um dado padrão de comportamento, pode levar anos para nos livrarmos da vergonha, da culpa, das inibições e dos velhos hábitos impostos desde o nascimento. Tente abreviar esse tempo. Coloque simplesmente de lado essas inibições, sejam elas físicas, estéticas ou relativas a um falso moralismo; não deixe que sejam fatores de bloqueio na sua busca.

Eu já fiz esse caminho e lhe asseguro que vale a pena compreender a dimensão de seu valor como mulher e tomar as rédeas de sua vida em busca da felicidade.

O VERDADEIRO ÓRGÃO SEXUAL: A MENTE

A maioria de nós tem projetada na mente a imagem da mulher sensual e desinibida que gostaria de ser – daquela que se comporta na cama com desenvoltura e naturalidade. Mas, também para a maioria, essa imagem fica apenas no plano mental e é rapidamente afastada cada vez que ameaça tomar forma. A mente é o nosso verdadeiro órgão sexual, aquele que nos impele a ir ao encontro do prazer ou a fugir dele.

Precisamos nos libertar desses padrões impostos pela sociedade, pela família e por nós mesmas, pois eles seguramente nunca nos levaram nem irão nos levar a uma vida saudável e harmoniosa. Como fazer isso? Abrindo nossa mente às possibilidades de ter prazer, para assim enriquecer realmente nossa vida sexual. Não deixe sua vontade apenas dentro da mente, guardada como um tesouro inútil.

Não deixe que aquela vozinha lhe diga ao ouvido: "Pare! Boas garotas não têm esse tipo de sentimento ou de desejo. Boas garotas não fazem isso ou aquilo..."

Analise como você foi programada e quanto isso a está impedindo de obter sua própria e plena satisfação sexual. Em matéria de sexo, permita-se gostar, buscar, sentir-se bem, divertir-se. Ainda que durante anos você tenha sido programada para não praticar o sexo ou para fazer o mínimo necessário, é exatamente o contrário que venho lhe dizer agora. Acredite, se lhe ensinaram que boas garotas não gostam de sexo e que devem deitar-se na cama e pensar na pátria até o ato sexual terminar, é hora de mudar isso! Olhando ao redor, diante de tudo o que nos impingiram como conceito verdadeiro, diante de tudo o que podemos ver ou sentir, é fácil constatar que as mulheres que praticam sexo de forma saudável e espontânea estão lucrando muito mais.

No entanto, comece devagar: leia, informe-se sobre todas as dúvidas que tiver, peça orientação de um terapeuta sexual, se necessário. Quando descobrir que nada é ruim em matéria de sexo (a não ser o que agride você ou o seu parceiro de alguma forma), você passará a encarar sua cama com novos e bons olhos.

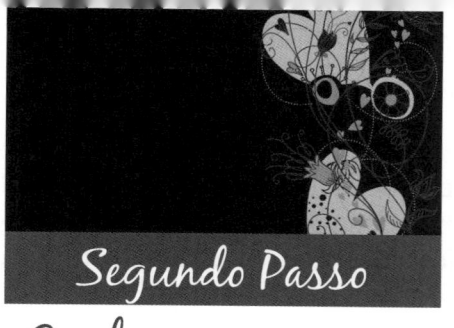

Segundo Passo
Conheça seu corpo

Você já se olhou realmente? Já tirou a roupa na frente de um espelho e parou para se olhar por completo? Diante dessa pergunta, alguém pode dizer: "Ah, sim, tenho celulite e estrias. Em alguns pontos, sou cheia demais, em outros sou muito magra e em outros...".

Pare. Pare. Pare! Você está se olhando com os olhos de sua pior inimiga. Está se examinando com os olhos da mídia, da publicidade, que quer mostrar que mulher bonita e sensual é aquela que tem o corpo perfeito.

Pare já! Se acha que só um corpo 100% perfeito é capaz de dar prazer enlouquecedor, se vai para a cama preocupada com o seu corpo, eu lhe digo: tudo isso é perda de tempo e, o que é pior, você não está se divertindo nem divertindo ninguém. Se tem vergonha de ser olhada quando faz amor, esse sentimento, por si só, já é o suficiente para impedi-la de relaxar e de se entregar totalmente.

Muitas de nós imaginam que para o sexo ser perfeito o corpo também precisa ser. Puro engano. O que precisa estar em perfeita ordem é a autoestima. Nossa autocrítica possui uma enorme lente de aumento, que salienta sobremaneira tudo aquilo de que não gostamos e diminui consideravelmente o que achamos bonito em nós mesmas. Isso, porém, deveria funcionar exatamente ao contrário.

Eis um fato inegável: você é bonita se acreditar que é bonita! Como diz a maravilhosa Louise Hay: "O que pensamos sobre nós torna-se, para nós, a verdade".

Durante doze anos de minha vida, ministrei aulas de manequim e modelo. Vi então, nesse período, com meus próprios olhos, que garotas bonitas mas sem conteúdo tinham pouco sucesso em manter um relacionamento. Já aquelas não tão bonitas, ou nem um pouco bonitas (olhando com os olhos perversos da mídia), mas que se amavam, que se gostavam, conseguiam brilhar muito mais, tanto junto aos seus parceiros como na própria passarela.

Nosso desejo de parecermos atraentes para o sexo oposto é natural, mas não podemos transformar esse desejo em condição para obter uma vida afetiva e sexual satisfatória. Entregue-se para o homem que você ama como a mais bonita das mulheres, e se esse for o seu parceiro ideal, é assim que ele vai receber você.

Acredite: beleza e sensualidade são os filhos da boa autoestima. Entregue-se para o seu amado e para a sua vida de forma desinibida, alegre. Ame o corpo que Deus lhe deu, cuide dele e não deixe nunca que um homem a faça pensar que você não tem valor em razão de sua aparência. Se, no entanto, encontrar pela frente alguém assim, pode ter certeza: esse alguém não vale a pena.

A certa altura do meu primeiro casamento, quando as coisas já não andavam bem, decidi fazer uma plástica. Não porque a ideia realmente me agradasse, mas sim porque minha autoestima andava tão baixa que eu pensava que com isso iria salvar meu casamento. Contudo, não é um bisturi ou uma *lingerie* insinuante que pode salvar um relacionamento. O que conta é que você se goste muito e que tenha um homem que a valorize, do jeitinho que você é – alguém como eu tenho hoje. E se o tenho hoje é porque fiz a minha primeira grande plástica no local que de fato deveria ser feito: na minha autoestima.

Olhe-se sempre no espelho valorizando o corpo que tem. Você pode fazer isso também em conjunto com o seu parceiro. Estando nus, diante do espelho, digam um ao outro tudo aquilo de que gostam, que admiram, digam o que sentem: primeiro em relação aos próprios corpos, depois em relação ao corpo um do outro.

É natural não gostarmos de alguma coisa em nossos corpos. Mas fazer dessa aversão uma venda que nos cega totalmente para os aspectos mais bonitos que possuímos, ou fazer disso uma bandeira para ser infeliz é arrasar com a autoestima e, em consequência, com o relacionamento.

E como agora eu sei disso! Meu marido atual me acha lindíssima, eu também me acho... e as minhas gordurinhas a mais ou a menos continuam ali, no mesmo lugar.

PRINCESA DIANA

Alguns anos atrás, li uma reportagem que me deixou triste. Fotógrafos haviam retratado as coxas da princesa Diana à saída de uma academia de ginástica e publicaram, em destaque, que ali existia um foco de celulite. O fato foi logo desmentido pela princesa, que explicou que, no momento da foto, possuía marcas porque havia acabado de se levantar de onde estava sentada, ou algo assim.

Não sabemos se a celulite existia ou não, mas isso não é o que importa. Ainda que existisse, pensei na resposta que a moça poderia ter dado à época, numa entrevista coletiva à imprensa:

"Estou aqui para falar sobre a celulite mencionada em minha coxa. O fato é que (e aí eu a imaginava olhando atenta e longamente para a plateia, e um silêncio absoluto reinando no ambiente... respirações suspensas) eu tenho celulite, SIM! Eu me cuido, mas isso, às vezes, é inevitável. Não só para mim, como também para a maioria das mulheres do planeta. Nem por isso eu me amo menos, nem por isso deixo de fazer bem o meu papel. Com tanta coisa importante a ser focalizada no mundo, caros repórteres, vocês estão preocupados com a minha celulite? Tenham paciência. Muito obrigada. É só".

Então eu a imaginava retirando-se serena e segura, os *flashes* espoucando ao redor e a nova matéria indo para o ar, transmitindo uma pequena lição para que o mundo não sacrificasse as pessoas por causa da aparência. Tanta coisa boa essa mulher fez, fora o fato de ter sido tão charmosa e bonita, e a imprensa se mostrava preocupada com aquele pedaço de coxa? Você concorda comigo? Então, do mesmo modo, pense agora quantas vezes você não age assim consigo mesma, dando importância crucial a coisas que não têm qualquer valor e se esquecendo de tantos outros atributos preciosos que você com certeza possui.

Epa... será que eu a percebi pensando agora: "Eu poderia ser mais positiva, se fosse mais sexy"?

O QUE É SER SEXY?

Uma mulher sexy é aquela que se gosta, que se assume do jeito que é e que passa essa aceitação e uma boa dose de segurança para todos à sua volta. Essa não é uma definição minha. É o resultado das respostas colhidas da maioria dos 400 homens com quem troquei ideias a respeito.

Esse "gostar de si" deve se refletir em todos os aspectos de nossa vida, pois às vezes nos sentimos muito bem quando estamos com roupas, mas, na hora da nudez, entramos em pânico. Então, passamos a maior parte do tempo tentando esconder o que não nos agrada, apagando a luz, calculando a luz certa, pensando na posição certa, no tamanho das cobertas etc.

Para transmitir beleza e sensualidade, você precisa, antes, sentir-se bonita e sensual. Pouquíssimas pessoas têm corpos ou rostos perfeitos e, mesmo assim, isso não é sinal de que elas sejam sexy ou boas de cama. Lembre-se de que seu amado também não é perfeito! Aliás, o que é a perfeição? Será que é o que a mídia dita? Pense um pouco. Perfeição é aquilo que Deus lhe deu, é você em relação à sua própria natureza, é se gostar e assumir isso.

Se você se acha magra demais, lembre-se de modelos

famosas que talvez sejam mais magras ainda. Se acha que é gorda demais, lembre-se de atrizes americanas bem gordinhas que são um sucesso. Gente como Brooke Elliott, do seriado *Drop Dead Diva*, a cantora Adele e tantas outras. Cá entre nós, existe pessoa mais sexy do que a Preta Gil, por exemplo, ou do que Solange Couto e Flúvia Lacerda, cheias de sensualidade e carisma? Todas essas pessoas fizeram de seus tipos físicos algo belo e atraente, por meio da autoestima. Mas isso não se aplica apenas a pessoas famosas, pois ser sensual é uma questão de atitude: se você se sentir feia, vai passar essa noção a quem estiver à sua volta; se se sentir bonita e se gostar, essa será a ideia que irá transmitir.

Vamos voltar então à pergunta que lhe fiz no início: você já se olhou realmente no espelho?

Pois faça isso, e faça com prazer, descobrindo tudo de belo que possui. Faça isso descobrindo o que você quer valorizar, tudo de bom que tem para oferecer e, acima de qualquer coisa, ame tudo o que estiver vendo, pois você é um ser lindo, divino, único e especial. Se não achar isso, ninguém mais vai achar, nem mesmo seu próprio marido.

VISUALMENTE FALANDO

O aspecto visual é o mais importante nesse seu caminho de transformação. Pratique todos os cuidados possíveis, não como uma obrigação, mas como uma redescoberta de si mesma. Quando passamos a prestar atenção em nós mesmas de forma positiva, percebemos que existem pontos que podemos melhorar e outros que não podem ser modificados, com os quais podemos e devemos conviver, sem neuras.

DICAS IMPORTANTES

CABELO E PELE: seu cabelo está bem cuidado? E sua pele? Se não estão, é hora de procurar melhorar. Caso não saiba como fazer, peça ajuda a um bom profissional. De quebra, você vai se sentir ótima. Não espere uma ocasião especial. O especial da ocasião é você!

CUIDADOS: a melhor maquiagem é uma pele bem cuidada. Você pode valorizar o conjunto com uma maquiagem, porém não exagere, pois o homem gostará mais de ver e de sentir sua pele. Não tenha sempre aquele cabelo armado, com grampos e fixadores, do tipo "não me toque". Procure manter um cabelo bonito, sedoso e que convida ao toque.

CORPO: faça sempre algum exercício, que pode ser uma simples caminhada. Isso fará bem ao seu corpo e à sua mente. Não dá para querer ter um sexo empolgante se você estiver esgotada até mesmo para caminhar. Deixe a preguiça de lado, deixe as desculpas de lado e mexa-se, pratique alguma atividade que, principalmente, lhe dê prazer.

Cuide da pele do seu corpo. Existem tratamentos que deixam a pele supermacia e lisinha. Se quiser, faça em casa: aplique com uma bucha, após o banho, uma pasta feita da mistura de açúcar cristal e óleo de amêndoas, friccionando vigorosamente. Enxágue bem, desta vez sem friccionar, apenas de leve, para retirar o açúcar. Após enxaguar, passe creme hidratante perfumado pelo corpo. Você vai sentir a pele macia, cheirosa e lisinha.

DEPILAÇÃO: experimente, de vez em quando, formas diferentes de depilar a região pubiana. Aliás, as áreas em que existem pelos devem ser muito bem cuidadas, não apenas por uma questão de estética, mas porque isso as torna mais agradáveis ao toque. Além da virilha, não se esqueça do buço, das axilas e das pernas. Hoje existem métodos modernos de depilação, rápidos e nem um pouco desconfortáveis. Numa boa clínica de estética, você pode ter orientação adequada sobre depilação, inclusive na área genital – um cuidado especial nessa área vale a pena.

Cheiro: você se sentiria atraída a fazer sexo oral com um homem descuidado, relaxado, com mau odor na área genital? Se sua resposta é não, creia-me: ele também não! Assim, antes de iniciar um ato amoroso, certifique-se de que não existe odor vaginal. É melhor retardar por alguns momentos as manifestações de carinho e perder algum tempo lavando cuidadosamente essa área do que passar muito tempo lembrando-se de um odor desagradável manifestado na ocasião. Agora, se o odor vaginal for um caso crônico, consulte um médico.

Uma dica interessante: reserve um perfume ou loção especial só para a área genital. No entanto, não se perfume em excesso, basta um leve toque.

Postura: evite ombros caídos e costas encurvadas. Caminhe com dignidade, não como alguém que merece um castigo. É muito bonito, sem exageros, manter uma boa postura.

Andar: assuma um andar leve, com os pés direcionados para a frente, um paralelo ao outro. A forma como você anda mostra muito como você se vê e se impõe no ambiente.

Olhar: não dizem que os olhos são as janelas da alma? Mantenha um olhar confiante e direcionado para a frente. Não ande de cabeça baixa, como se estivesse se escondendo do mundo.

Fisionomia: mantenha um semblante sempre alegre. Um rosto confiante, leve, sereno e simpático torna você muito mais atraente.

Roupas: muitas vezes, decorrido algum tempo do casamento, começamos a usar roupas folgadas porque são mais confortáveis e "condizentes com o papel de mulher casada", usamos cabelos práticos, assumimos por completo a calça de moletom e a camiseta e, quando menos esperamos, nos transformamos em uma confortável... almofada.

Se você se habituar a isso, no momento em que precisar exercer sua feminilidade – e esse momento sempre acontece – utilizando um visual diferente, o máximo que vai conseguir é sair às pressas e comprar uma roupa nova, mas fatalmente do tipo que está habituada a usar. Por exemplo: se está acostumada a usar calça *jeans* e camiseta todos os dias, quando quiser algo novo, provavelmente irá comprar uma nova camiseta e uma nova calça jeans. Ou seja, o padrão não foi mudado. Não há nada de errado contra esse ou qualquer outro tipo de vestuário tido como confortável, mas é muito bom que a mulher saiba explorar também o seu lado ousado, feminino, sensual, pelo menos algumas vezes durante a semana.

Sem falar que seu marido às vezes sai de casa pela manhã, quando você ainda está de pijama. À noite ele retorna e você está novamente de pijama. Nos fins de semana, você também usa roupas confortáveis para ficar em casa. Em resumo, se esse hábito se prolongar por meses ou até anos, o único parâmetro visual que ele terá de você como mulher não será lá dos melhores. Assim, de vez em quando, *balance a roseira*, valorizando o que tem de bonito por meio de uma roupa mais atraente. Faça uso de diferentes cores e modelos e veja o resultado. Certamente não será apenas o seu parceiro que notará a transformação.

O homem é, originalmente, um caçador. Seu homem, ao perceber que você está chamando a atenção de outros caçadores (pela sua aparência bem cuidada), caso não esteja dando a devida atenção ao relacionamento, passará a dar valor a ele a partir de então. É importante que você não se violente, tentando usar algo de que não gosta só porque está na moda. Mas você pode e deve investir em graça e em feminilidade e, por que não, às vezes também em um pouco de ousadia.

Vale a pena ainda valorizar seu guarda-roupa íntimo, a fim de que ele realce tudo o que você tem de bonito.

Acrescente coisas novas ao seu visual de forma natural e que lhe sejam agradáveis, sem a obsessão de se tornar perfeita, apenas como um complemento. O principal é que, ao fazer isso, você se sinta bem consigo mesma, arrumada ou ao natural, mas sempre com aquele toque de charme. E não é preciso gastar rios de dinheiro. A melhor dica é comprar tecidos, escolher uma boa costureira, folhear revistas de moda para ver o que lhe agrada e comprar peças de qualidade que durem bastante, de preferência que combinem com algo que você já tenha no seu guarda-roupa, pois assim elas serão mais bem aproveitadas. A mulher que se cuida e que demonstra ao homem que se aceita e se gosta, seja através do cabelo, da pele ou da *lingerie*, por si só já é muito atraente.

A CAMA: olhe seu corpo sempre com carinho e pense nas coisas que ele é capaz de fazer para agradar, na hora do amor, não apenas a si mesma, mas também ao seu amado. Assim, a cama será um lugar agradável, para onde você terá vontade de ir, e não um local assustador, de onde você vive fugindo. Assuma uma atitude positiva nas suas relações, ou seja, entregue-se ao parceiro como a mais gostosa das mulheres, pois será assim que ele irá recebê-la. Se você vai para a cama como que pedindo desculpas pela figura de mulher que é, nunca poderá passar a imagem de alguém sensual.

PLÁSTICA OU TRATAMENTOS CIRÚRGICOS ESTÉTICOS: se já pensou, já avaliou as consequências, já encontrou um médico de sua confiança e está mesmo determinada a se submeter a uma cirurgia plástica ou a tratamentos estéticos feitos por meio de pequenas cirurgias, eu lhe desejo o melhor dos resultados.

Vale a pena fazer plástica quando você se gosta mas quer mudar algo para se sentir ainda melhor. Se esse tratamento está relacionado a uma frustração com a vida, é um recurso para tentar salvar um relacionamento, ou se você imagina que só a partir dele poderá ser feliz de verdade, então a primeira coisa a ser mudada é a sua forma de pensar.

Terceiro Passo

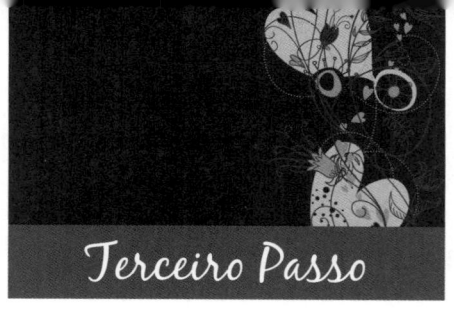

Para sermos amadas, devemos nos amar primeiro

Tente passar por cima do fato de que a frase acima é um chavão e aceite o fato de que é corretíssima! A mulher que se ama, que faz as coisas de que gosta, independente do círculo familiar, que cuida muito bem de si mesma, que tem alegria e vitalidade, é uma criatura muito atraente, uma criatura magnética. Ao contrário, mulheres apáticas, que se acham feias e não merecedoras, não são atraentes. São criaturas aborrecidas e lamurientas.

Tenha uma vida que lhe dê prazer. Se o seu marido saiu para jogar bola, pense em fazer alguma coisa agradável para si mesma nesse período. Muitas mulheres veem como insulto pessoal a necessidade de recreação do homem, ou a vontade de ele ficar um pouco só, pois concentram sua atenção e suas energias exclusivamente nele e no casamento. Assim, ficam em casa se lamentando. Não faça isso – ao contrário, faça coisas que lhe deem prazer. Se você pensa que, na realidade, o futebol é um meio de encobrir a presença de outra mulher, de duas, uma:

SE VOCÊ ESTIVER CERTA: Quando ele voltar do que alega ser um jogo de bola, vai encontrar uma mulher leve, bonita, relaxada... Ou quem sabe não a encontre, pois você também nem chegou em casa ainda! O que ele *não* vai encontrar é uma mulher com os olhos inchados de tanto chorar, ou uma mulher descontente e cheia de lamentos, coisa que o levaria imediatamente a uma comparação entre essa e outra, mais alegre e descontraída, que tenha conhecido fora.

SE VOCÊ ESTIVER ERRADA: Fazendo o que gosta, você terá se divertido. Não terá diminuído sua autoestima, parecerá bem disposta. E, principalmente, ambos terão novidades para contar um ao outro sobre as horas que passaram fora.

Uma mulher pegajosa não é nada sensual. Se você se mostra inteira, vibrante, o seu homem fatalmente sentirá muito mais medo de perdê-la, diferente daquele que sabe que a esposa vai ficar chorando e se lamentando dentro de casa até ele voltar. Afinal, você quer um pai que a console ou um homem que a ame?

Ame-se por completo. Abra caminho em sua vida pessoal, profissional e espiritual. Não dependa do marido para autorizar momentos felizes ou infelizes para você. A vida é o que nós fazemos dela!

Quarto Passo

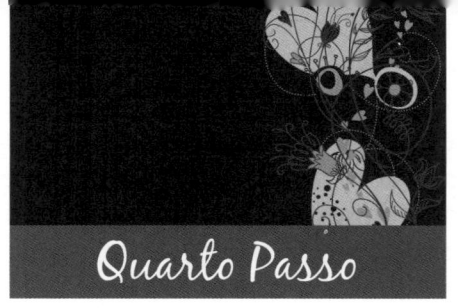

Decida ser responsável por você mesma, na cama e fora dela

ORGASMO: SUA RESPONSABILIDADE (DERRUBANDO MITOS)

Gostaria que você prestasse muita atenção neste ponto, pois isso nunca nos foi ensinado e ele contém uma das chaves de um bom relacionamento. Precisamos parar de pensar que os homens podem ler nossas mentes, adivinhar e realizar nossos mais íntimos desejos sexuais. A realidade é bem outra daquela que nos foi ensinada. Ensinaram-nos que bastava que nos deitássemos na cama e o homem se encarregaria de tudo, inclusive de nossos orgasmos. E o que é curioso é que muitos homens também aprenderam que a responsabilidade pelo prazer sexual é toda deles. Daí vêm muitos dos desencontros sexuais. É muito mais prazeroso para ambos que o homem seja libertado dessa responsabilidade e que a mulher assuma a sua parte no jogo afetivo e sexual, quando ambos buscam (e encontram!) simultaneamente o próprio prazer e o prazer do parceiro.

Comece, pois, a ser também responsável pelo seu próprio orgasmo. "Como?", diria você. Veja algumas dicas a seguir.

Muito prazer. Eu sou o seu corpo!

Além de ler e de se informar sobre todos os aspectos referentes à sua sexualidade, aprenda também a explorar o seu corpo sem medo, pois você não pode ter domínio sobre algo que não conhece ou não compreende. Para nos relacionarmos intimamente com alguém, devemos conhecer nossos próprios sentimentos, desejos e potenciais. Esse conhecimento nos dará uma ideia mais clara de como buscar o prazer, próprio ou do parceiro.

Assim, conheça o corpo que ele toca, passeando suas mãos pela sua pele, pelo seu rosto, pela sua boca. Deite-se na cama e, depois de explorar todo o seu corpo com as mãos, relaxe um pouco.

Agora, deixe vir à mente tudo o que você gostaria que seu marido lhe dissesse durante o ato sexual e tudo o que gostaria que ele lhe fizesse de hoje em diante. Não tenha pressa. Pense nas fantasias mais imediatas que gostaria de realizar com ele, toque seus genitais do jeito que deseja que ele a toque, entregue-se a esse prazer. Pode ser que você conduza isso até a masturbação, e isso é bom. A mulher, quando se masturba, está simplesmente fazendo amor consigo mesma, como uma criança pequena que se toca, descobrindo o próprio corpo. Nessa hora, ela está despreocupada, descontraída, apenas voltada para o seu próprio prazer. É quando ela viaja em suas fantasias e descobre os pontos do próprio corpo que mais lhe agradam.

Esse é um dado curioso. Por que é mais fácil, a princípio, chegar ao orgasmo através da masturbação? Os motivos principais são os seguintes:

Nesse momento, a pessoa está relaxada, não está preocupada em saber se o seu corpo está agradando ou não, se está fazendo a coisa certa na hora certa, se o outro está gostando ou não, se tem luz demais ou de menos (todos esses "se" inibem o orgasmo).

Nesse momento, também, estamos sendo egoístas no bom sentido, ou seja, estamos nos tocando exatamente do jeito que nos dá prazer. Pense como foi gostoso passear suas mãos pelo corpo, com o pensamento livre, solto e despreocupado.

Agora, é exatamente essa a nova atitude que você vai incorporar nas suas relações com o parceiro.

Comunique-se, sexualmente falando

As delícias de uma relação sexual prazerosa não caminham junto com a inibição, os preconceitos, o falso moralismo, o pudor ou a falta da franca comunicação entre os parceiros. Se você é capaz de conversar tantas coisas com ele, se ambos decidem juntos tantos outros assuntos importantes, não devem temer o fato de falar abertamente sobre algo tão ou mais importante, que é a intimidade. Cada indivíduo, assim como cada casal, encerra um mundo diferente, único, com histórias e vivências diferentes e únicas. Portanto, vale a pena conhecer todo o potencial erótico do outro, sem receios.

Apesar de a comunicação ser a chave para um relacionamento perfeito, a maioria das pessoas não sabe se comunicar sobre sexo ou perguntar algo relacionado a isso. Quando eram crianças, o assunto era proibido, e quando jovens, o assunto continua sendo um tabu, restringindo-se a frases soltas e conversas rápidas nos banheiros e mesas de bar. Depois de adultas, as pessoas são cobradas pela sociedade e também cobram de si mesmas a felicidade sexual e afetiva plena e rica. Sem falar que o homem e a mulher recebem educação diferenciada, isto é, tudo é permitido ao homem e seu valor é maior quanto mais ele faz, enquanto que, para a mulher, o recato é considerado a sua maior virtude.

Hoje em dia, existem cursos e professores para tudo, até mesmo para ir à Lua. Contudo, o ensino do sexo ainda é tido como algo se não explicitamente proibido, no mínimo pouco aceito. Quando você se envolve amorosamente com alguém, vêm as dificuldades. Se você não pode se abrir sexualmente com seu homem, com quem mais poderá fazer isso? Assim, se ambos aspiram a uma vida sexual mais satisfatória, comecem pela comunicação.

- Revele ao seu marido seus gostos, desejos, necessidades. Peça-lhe também que fale sobre os dele.

- Respeitem os limites um do outro, conversando também sobre o que incomoda cada um.

- Tente resolver velhas mágoas e ressentimentos, não deixe que os problemas de ontem afetem o dia de hoje, pois a lembrança dos fatos, se alimentada, interfere na intimidade. Se o relacionamento ainda vale a pena, também é certo que vale a pena enterrar o passado.

- Comuniquem-se de forma clara. Se não conseguem falar claramente no início, façam o jogo dos três desejos, em que cada um escreve três desejos para o outro realizar, afetiva ou sexualmente. Isso já é um bom começo, mas não perca de vista um ideal a ser alcançado entre vocês, que é a comunicação franca e constante.

- Um bom relacionamento nunca deve funcionar na base da adivinhação, mas, sim, na base da completa informação mútua. Vocês podem começar aos poucos e ir expandindo essa comunicação até o ponto em que um confia no outro por completo, sem receio de se abrir. Ouça atentamente o que ele tem a dizer e tente entendê-lo sem julgamentos. Dividam seus gostos, seus desejos, seus limites.

Esse aspecto é fundamental para ambos. De nada adianta que a mulher se comunique bem e que o homem se feche ou não responda de maneira clara. Ele também deve ser receptivo à comunicação. Ocorre, às vezes, que o homem recebe a mensagem como sinônimo de que não está sendo adequado e por isso ele se fecha ou reage de modo negativo ou agressivo. A mulher, por sua vez, ao se comunicar, extravasa emoções e ressentimentos há

muito contidos, pois os guardou até tomar coragem para revelá-los, e isso acaba piorando qualquer possibilidade de diálogo.
Existe o momento certo para dizer as coisas e passar assuntos a limpo. Experimentem conversar sobre um assunto importante no momento em que tudo estiver calmo, ambos alegres ou descontraídos, e experimentem ter como objetivo a harmonia e o desejo mútuo de agradar. Os resultados serão compensadores.

Participe

Se você já refletiu sobre o orgasmo, percebeu que a mulher não deve fazer com que o homem se sinta responsável pelo dela. Ela não deve se deitar na cama e imaginar que o parceiro vá adivinhar todos os seus pensamentos, como já foi dito, esperando que algo mágico aconteça. O príncipe que nos carregaria nos braços para dentro de um castelo de orgasmos, que se incumbiria de nos dar prazer, bastando que ficássemos quietas e dóceis, não existe. Você não deve ficar ali deitada ao acaso, sentindo-se frustrada se o momento não corresponde ao que esperava, mas deve, sim, revelar ao homem as coisas que você gosta e as coisas de que não gosta. E deve ir além, não se limitando a revelar, mas também buscando você mesma o prazer que quer e que tem direito a sentir.

Hoje, a maioria dos homens não deseja nossa obediência e nossa postura servil, como era exigido de nossas tataravós. Ao contrário, sentem hoje um grande alívio quando não precisam provar à parceira que são super-heróis na cama.

Quando um homem percebe que a mulher está delegando a ele toda a responsabilidade de um ótimo sexo, sente uma pressão muito grande para que seu desempenho seja 100%. Dessa maneira, na busca de um bom desempenho, ambos perdem coisas preciosas pelo caminho, tais como a intimidade, o carinho, a manifestação do amor. Não é responsabilidade dele adivinhar como fazer com que você chegue ao orgasmo. Portanto, não o direcione com críticas ou regras, mas com elogios. Diga-lhe francamente e com clareza do que gosta e do que não gosta, pois assim não transformará em uma exaustiva tarefa o que deve ser um prazer natural.

Ser bom amante não significa ter acumulado muitas experiências anteriores. Uma boa amante não vai para a cama simplesmente pensando em que técnica adotar para fazer com que o homem tenha ereção e gozo. Uma boa amante explora todos os sentidos, diverte-se, aprecia o momento, tem prazer com as carícias e com a companhia do parceiro. Uma grande amante se concentra no que está fazendo naquele momento e no prazer que está proporcionando. Ela faz com que o parceiro se sinta sexy, maravilhoso, desejável. Ela o deixa saber que, se está movida pelo desejo, o motivo é justamente o homem que tem ao seu lado. Uma boa amante não faz uma carícia pensando estar acionando o ponto exato da ereção, mas aprecia a carícia em si mesma e o prazer que está proporcionando a ele.

Nós gostamos de parceiros criativos, sensíveis, carinhosos e românticos. Eles também gostam. Temos inseguranças, mas precisamos reconhecer que eles também as têm. Não encare o homem, portanto, como uma muralha difícil de ser escalada. Encare-o como um ser único e perfeito, com quem você tem a possibilidade de se completar.

Mudanças

Agora, um detalhe. Em matéria de vida sexual e afetiva, não devemos aceitar viver o papel que nosso marido queira determinar para nossa vida se algo nesse papel não corresponde à nossa natureza genuína. Seja sempre você mesma. Não se esforce a ponto de se violentar para se transformar em alguém que na realidade não gostaria de ser. Não finja para ele ou para si própria, para não se perder por detrás de uma máscara.

Caso ele se mostre confuso com sua mudança – se felizmente você decidiu mudar de verdade –, mostre que você não é santa ou devassa, mas apenas uma mulher que agora deseja expressar-se melhor sexualmente, da maneira como sente vontade, que isso tudo tem a ver com o desejo de conseguir um entrosamento maior para a relação.

Oscar de melhor atriz

Nunca finja ter um orgasmo. Fazendo isso, o homem nunca irá aprender realmente o que lhe dá prazer ou não. E o que é pior: quando você sentir um orgasmo de fato, terá reações espontâneas tão diferentes das que simulava antes, que todo o seu papel teatral irá por água abaixo. Quando fingimos, não estamos tentando enganar apenas o parceiro, estamos enganando também a nós mesmas.

Será que estou dentro das estatísticas?

Não dê importância às estatísticas. O melhor de todos os orgasmos é aquele que você tem, do jeito que você quer e pode ter, não importa por qual tipo de estimulação – oral, vaginal, manual ou outro.

Os livros que consultamos mostram o orgasmo como algo semelhante a explosões, erupções vulcânicas, tempestades, terremotos. Os filmes nos mostram mulheres que parecem sucumbir na hora do orgasmo. Isso é ótimo no cinema, porém péssimo na cama, pois, de repente, pode ser que o seu orgasmo não venha acompanhado de nenhuma dessas manifestações e nem por isso será menos gratificante. Não queira comparar o orgasmo a tudo o que vê e ouve sobre ele. Um orgasmo bom só é bom porque é seu. Ora mais intenso, ora mais brando, ora até mesmo inexistente enquanto manifestação física, o que importa é que o momento de intimidade tenha sido bom, o que por si só já valeu muito.

BATE-PAPO SOBRE FANTASIAS

Nós podemos pôr em prática as mais variadas fantasias. A única regra é que elas não sejam desconfortáveis para o parceiro, isto é, que não envolvam algo que o desagrade profundamente.

Tudo aquilo que você jamais sonhou ser ou ter pode se concretizar dentro de uma fantasia sexual. Você pode ser a pessoa que quiser, você pode ter a pessoa que quiser. Pode estar no lugar que quiser e dentro das circunstâncias que imaginar. A fantasia não é algo errado ou anormal, desde que você não violente a si mesma ou ao seu marido. A maior parte de nossa vida é previsível, racional, e por isso achamos que é errado alimentar fantasias, por serem sempre inusitadas e por fugirem dos estereótipos. Nada disso: as fantasias são férias do cotidiano e servem para extravasarmos os nossos desejos mais íntimos. Não são algo que se tenha que explicar, pois não se adaptam aos modos racionais de pensamento. Existe uma grande diferença entre fantasiar uma coisa e desejar que ela aconteça. Por exemplo: não é porque a fantasia de uma mulher é a de que o homem entre no quarto, rasgue suas roupas e faça amor com ela de forma intensa e apaixonada que ela deseje ser estuprada. Não é porque o rapaz tem a fantasia de fazer amor com a empregada que ele realmente deseje dormir com a funcionária da casa.

As fantasias são normais e saudáveis entre um casal, podem reforçar o relacionamento de forma muito diferente e agradável para ambos. O perigo não está na fantasia em si, mas, sim, na culpa, no medo ou na vergonha que podem segui-la. No campo sexual, nada deve ser acompanhado desses sentimentos negativos. Desde que seja benéfica para ambos, a fantasia serve para divertir, excitar, educar-nos sobre nossas vontades e preferências e as de nosso parceiro, bem como refrescar e revigorar nosso dia a dia. Experimente, sem medo, expor suas fantasias e deixar que seu marido exponha as dele. Você terá uma vida sexual mais rica.

Fazer um jogo fantasioso pode ser difícil, a princípio. Muitas vezes, sentimo-nos ridículas ou tememos a reação do homem com quem convivemos. Entretanto, eu lhe digo: se ele for uma pessoa aberta e receptiva, certamente vai entrar (ou pelo menos vai tentar entrar) no jogo com você. Quando isso acontecer, ambos experimentarão juntos uma nova dimensão do prazer. Dentro da fantasia, tudo é válido – desde imaginar um local diferente, uma circunstância diferente ou fazer de conta que você e ele são pessoas diferentes. Algumas cenas ou situações também podem ser originadas de um filme de que você gostou, que mexeu com você e que deseja transportar para a vida real.

Lembro-me de alguns casos que minhas alunas me relataram logo após os cursos. Uma aluna, ao sair do curso de massagem sensual, disse-me que iria ligar para o escritório do marido, que habitualmente fazia sessões de massagem em casa com um massagista profissional, avisando do horário da próxima sessão. Na hora combinada, porém, ela mesma iria aparecer vestida de branco, bem sexy, e realizar a massagem sensual no lugar da sessão esperada.

Outra aluna me contou que perguntou ao marido qual era a fantasia sexual dele e obteve a seguinte resposta: "Nenhuma". Diante disso, ela perguntou: "Se você não tem nenhuma, posso começar a realizar algumas minhas?". Como era um parceiro receptivo, ele não fez objeção alguma. Assim, certo dia, ao chegar em casa, encontrou-a vestida com uma roupa bem sexy, uma versão erótica de um uniforme de empregada doméstica. Quando ele entrou na sala, ela disse: "O seu drinque, senhor!". Ele pareceu confuso por alguns momentos, mas em seguida entrou no jogo. Depois de algum tempo, passou a comunicar, ele próprio, as coisas que gostaria que ela fizesse, e vice-versa. Ela veio me dizer: "Hoje sabemos que podemos ser o que quisermos, fazer um para o outro tudo o que sentimos vontade de fazer em matéria de sexo. Nós nos divertimos, eu aprendi a me soltar e a não ter medo de expor o que eu quero. Ele, por sua vez, não me comunicava muitas coisas por medo de que eu o interpretasse mal. Hoje, isso acabou!".

A fantasia abre outra porta: a porta da comunicação, sem medos, culpas ou vergonhas. Se não for muito fácil falar claramente o que deseja na primeira vez, siga o exemplo de outra aluna, que escreveu um bilhete para o marido, dizendo: "Você raptou uma linda garota. Ela está presa no quarto dos fundos e o prêmio do resgate será a satisfação de seus desejos sexuais". Feito isso, ela entrou no quarto e ficou à sua espera com uma linda *lingerie*. Vendou os próprios olhos e simulou que estava com as mãos amarradas. Ela me contou depois: "Naquele dia, eu estava com conjuntivite, mas me sentia excitada também. Ficava oscilando entre fazer ou não amor com ele, com medo de transmitir a conjuntivite. Pensando em tudo o que você falou, criei coragem e simulei esse 'rapto'. Senti um tremor gostoso quando ouvi os passos dele entrando no quarto. Nem preciso dizer que a noite foi ótima e que foi salva por uma fantasia".

Outra fantasia que merece ser comentada é a da "primeira vez". Vocês podem marcar um encontro em algum lugar, como se ainda não se conhecessem, e iniciar uma paquera e um jogo de sedução a partir desse "encontro". Solte a sua imaginação, espante a rotina, pense em algo que lhe agrade... e viaje.

Sexo oral

Muitas pessoas acham que sexo oral é simplesmente um estímulo dado pela boca no órgão sexual do(a) parceiro(a). Mas a importância dele é bem maior: o beijo é o princípio básico do sexo oral – beijar na boca, no peito, no pescoço, em qualquer parte do corpo, inclusive nos órgãos genitais. O sexo oral realizado pelo homem na mulher, quando ele sabe como ela gosta, é muito prazeroso e estimulante. Mas para que o homem saiba disso, só há dois caminhos: ou ele pergunta diretamente à mulher, ou ela lhe ensina como prefere ser estimulada oralmente, pois somente ela tem a resposta. Se seu parceiro não a agrada durante o sexo oral, mostre a ele, gentilmente, como gostaria que fizesse.

Caso ele tenha algum problema em fazer sexo oral, converse sobre o motivo disso: entre tantos outros, os homens foram criados na crença de que fazer sexo oral na parceira os torna menos homens. Eles foram ensinados a pensar que a única coisa viril e importante é a introdução do pênis na vagina. E nós sabemos que não é nada disso.

Nossos órgãos sexuais, desde que devidamente higienizados, são tão limpos e agradáveis quanto qualquer parte do corpo. Se ele parece não apreciar o gosto do seu sexo, desde que você não tenha um problema de saúde a ser tratado, pode usar a imaginação, usando, por exemplo, geleias, chantili, mel etc. Esse recurso pode não só tornar o sexo oral mais saboroso como é uma ideia divertida e também um jogo erótico que excita e seduz.

Quando a mulher estimula o homem oralmente, transmite a ele sensações infinitas de prazer. Além disso, uma mulher que faz isso por prazer é uma parceira constante na vida do homem. Isso porque o pênis é o ponto máximo de concentração da masculinidade. Quando a mulher aceita fazer sexo oral, é como se ela aceitasse o homem por completo. É como se ela estimulasse o que ele tem de mais precioso.

Os homens apreciam diferentes formas de ser estimulados oralmente. Como sempre, pergunte-lhe como ele gosta de receber esse estímulo e, se ele for do tipo que não fala muito, não se prenda a padrões rígidos – experimente várias formas de carícias com a língua, com a boca e, além disso, com as suas mãos. Faça aquilo que sentir vontade e comece a perceber as reações do parceiro.

Porém, tome cuidado com os dentes, pois, por menor que seja o contato, o atrito dos dentes contra o pênis causa grande desconforto para o homem.

Pode acontecer de ele ejacular durante o sexo oral. Alguns

homens preferem e conseguem retardar esse momento, outros não, e o fato de engolir o esperma pode ser um fator inibidor para a mulher. Se isso a desagrada, experimente antes provar um pouco do sêmen em suas mãos. A menos que o parceiro tenha algum problema urológico, ou que tenha ingerido temperos fortes, você notará que não tem sabor algum. O esperma é um dos líquidos mais puros do corpo humano e não há nada nele que o impeça de ser ingerido.

Mas não se violente. Se já tentou e não conseguiu, simplesmente não o faça. Explique isso ao seu parceiro, mas de forma que ele não se sinta rejeitado. Uma ideia que pode ajudar é estimular seu parceiro oralmente, até próximo da ejaculação, e a partir daí terminar utilizando as mãos.

No sexo oral, os testículos do homem também podem ser estimulados, usando por vezes os recursos que eu já mencionei, como mel, chantili etc. Se você não gosta quando seu parceiro empurra sua cabeça em direção ao pênis dele, não o julgue nem o critique por isso. Explique-lhe gentilmente que não gosta. Ele faz assim porque, naquele momento, está precisando de uma estimulação mais intensa. Segure a base do pênis com a mão, pois mesmo quando ele empurrar sua cabeça, sua mão bloqueará a ida do pênis até o fundo de sua garganta, evitando desconforto.

Sexo anal

De modo geral, o homem é estimulado a essa prática por vários motivos:
- Em nosso país, temos um declarado culto ao bumbum.
- O homem tem em mente que o ânus é mais apertado que a vagina.
- A posição em que a mulher fica é muito excitante aos olhos masculinos.

- A negativa feminina se transforma em desafio masculino.
- O jogo do tabu, do proibido, excita o homem mais ainda.

No entanto, pelo que pude constatar dos casos relatados, a prática do sexo anal trouxe desconforto e dor para a mulher – um pouco, talvez, porque ela fica tensa e assustada, o que aumenta a propensão à dor. É natural que isso aconteça, porque essa não é, em princípio, a forma mais natural de se fazer sexo, porém não é impossível. Algumas mulheres se sentem bem, outras não.

Assim, o melhor que você tem a fazer é definir-se.

- Caso seja algo que deseja tentar, cuide-se, usando preservativo, lubrificação adequada e, principalmente, assegure-se de que tem um parceiro carinhoso e compreensivo.
- Se prefere não tentar, se não gosta, posicione-se de maneira clara, firme e objetiva, fazendo com que seu parceiro a entenda e respeite os seus limites. Não é porque sabe que outras fazem que você terá que fazer também.

Isso não se aplica só ao sexo anal, mas a qualquer outra manifestação ou prática dentro do sexo. Nesse sentido, cada pessoa é única e isso deve ser sempre respeitado.

Masturbação

Vamos voltar um pouco a esse assunto. A masturbação pode ser feita não apenas pela própria pessoa isoladamente, mas também e principalmente junto com o parceiro.

Nem sempre é muito fácil para a mulher encontrar a melhor forma de tocar o homem para lhe proporcionar prazer, pois cada um sente esse prazer de modo diferenciado. A solução é que você pergunte como ele gosta de ser acariciado e que fique atenta às reações dele.

Onde quer que esteja, porém, molhe sempre as mãos com saliva antes de começar a acariciar seu amado, pois essa é uma medida que torna a masturbação muito mais agradável para ambos, evitando desconforto para o pênis.

OBTENDO RESULTADOS

Não se sinta obrigada a obter resultados rígidos ou previstos, como: "Se eu o masturbar ou fizer sexo oral com ele, ou isso e aquilo, com certeza ele terá ereção, ejaculação e orgasmo". Esse não é o objetivo de tudo o que você está lendo neste livro.

Não vá para a cama como se o órgão sexual masculino fosse uma máquina sempre pronta a responder previsivelmente de acordo com os mesmos botões a serem acionados. Além disso, a penetração é apenas uma parte e não necessariamente o principal momento da relação sexual.

Isso vale para você também. Nem toda relação implica que você vá ter um orgasmo. Se desejar que isso ocorra todas as vezes, o prazer de fazer sexo vai se transformar na agonia de vencer uma olimpíada, até mesmo valendo nota, e o que é pior: o juiz será sempre você mesma.

Permita-se aproveitar apenas o simples ato de fazer amor, permita-se viver os momentos íntimos compartilhados, os encantos da sedução, as descobertas, e não tanto o resultado final. Isso é verdadeiro também para os homens – alguns são tão rápidos durante a relação, em busca do prazer final, que acabam passando direto pelos prazeres que poderiam encontrar no meio do caminho. Ensine isso também ao seu marido.

Um sexo maravilhoso não depende exclusivamente de se procurar fórmulas de excitação. Essa busca é válida, mas não é tudo – o que realmente conta é o entendimento de que o sexo não é somente a penetração em si. O prazer do casal deve estar concentrado no fato de que estão juntos naquele momento e o fator relevante não é o orgasmo, a ereção ou a penetração, mas a aproximação, o carinho, a delícia desse momento.

O corpo todo é uma zona erógena. Isso porque a pele é a mais extensa de todas as zonas erógenas, é sensível e responde ao toque em qualquer ponto do corpo. Assim, não se concentre exclusivamente nos órgãos sexuais de seu parceiro – isso vale para ele também.

O sexo mais bem aproveitado é aquele que é realizado sem premeditação alguma, isto é, o homem não se preocupa se vai ter uma ereção ou se vai conduzir a mulher ao orgasmo; a mulher não se preocupa em fazer com que o homem tenha ereção, nem se vai fazer com que ele chegue ao orgasmo, nem tampouco se ela própria vai atingir esse ponto. Isso também vale para a excessiva preocupação em obter o gozo simultâneo, como se só esse fosse realmente bom.

O melhor sexo é aquele realizado como sinônimo e manifestação de carinho, de descoberta mútua do corpo, ou como oportunidade para desfrutar um momento todo especial.

Assim, por exemplo, quando você faz carícias orais, não faça isso preocupada com o grau de flacidez ou de rigidez do órgão de seu parceiro, nem fique se prendendo em pensar se ele poderá gozar ou não, ou no que possa acontecer. Faça apenas para sentir e desfrutar o momento. Faça simplesmente por ser prazeroso para você e como uma forma de mostrar afeição ao homem. Não trabalhe o sexo para atingir resultados (tenho que beijar aqui para provocar ereção, tenho que acariciar ali para que ele fique excitado etc.). Ao contrário, divirta-se (como é gostoso beijá-lo aqui, como é bom fazer carinho etc.).

Em todos os momentos, ambos devem demonstrar afeição, e não urgência em atingir um ponto predeterminado de gozo final. Devem saber aproveitar aquele momento bom, sem pressa, sem regras, sem se prender a ideias estereotipadas.

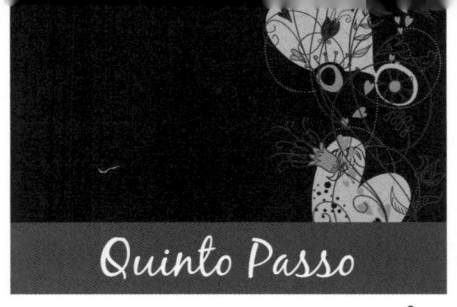

Quinto Passo
Acrescentar carinho ao seu dia a dia

Muitas vezes ouvimos falar que o clima de romance, com o tempo, abandona o casamento. Na realidade, somos nós que o abandonamos primeiro. De repente, o vazio fica tão grande que não sabemos como retomar as primeiras atitudes impulsivas de fazer surpresa com flores, declarações fora de hora, beijos calorosos e abraços longos e ardentes.

Para nos desculparmos pela falta dessas manifestações apaixonadas, dizemos para nós mesmas: "Isso não é adequado", "o que o outro vai pensar?", "um amor maduro e estabelecido não precisa disso", e por aí vai.

Nossas avós estavam certas em um ponto: o amor é uma plantinha que se rega todo dia, com carinho, tesão, atenção e romance. Chavão? Piegas? Pois eu descobri alguns segredos tão bons nesse chavão que me fazem querer permanecer piegas até o fim da vida. A intimidade, os momentos gostosos, o carinho devem ser incorporados ao dia a dia como qualquer outra atitude, mas sem perder de vista o seguinte: devem ser incorporados de forma que nos deem prazer, e não porque temos que fazer, como uma obrigação. Assim, comece a mudar, partindo das atitudes mais simples.

Aquelas ideias de deliciosos bilhetes e telefonemas em momentos inesperados, dos recados escritos com batom no espelho e tudo o mais que sua imaginação e criatividade ousarem para manter o encanto e a magia estão valendo. Afinal, por que é que isso tudo, feito tão naturalmente no início, é deixado de lado depois ou é considerado mera tolice, em geral a pretexto de termos "algo importante a fazer"?

Uma queixa que ouço frequentemente é: "Só eu tomo a iniciativa. Ele só se limita a receber. Eu também gostaria de ter essas atenções, de vez em quando". Claro que você deve procurar ter tais atenções de vez em quando, mas lembre-se de que: primeiro, o homem não é tão criativo quanto a mulher, segundo, você vai ficar frustrada se fizer tudo pensando em ter um retorno imediato ou equivalente.

O homem tem na mulher a guardiã de seu dia a dia, de suas coisas mais íntimas e até do próprio relacionamento. Uma coisa não falha: a partir do momento em que nos tornamos indiferentes a esses aspectos, o relacionamento começa a morrer um pouco. O que quer que faça, portanto, deve ser feito porque deseja conservar o seu amado para si, mas principalmente porque isso é bom para você mesma, porque a torna mais feliz e mais feminina.

Então, vem alguém e me diz: "Ainda não estou totalmente convencida... Meu marido mal nota minha presença, nunca fez nada dessas coisas e ainda por cima eu é que vou ter que paparicá-lo? Nada disso". Quando você se pega pensando assim, é útil fazer uma pausa e refletir por que está casada com esse homem. Se ele for um parceiro que não vale a penade modo algum, está na hora de colocar essa união na balança. No entanto, se sentir que tem um bom relacionamento, tente explorar dentro de ambos as qualidades maravilhosas que deram início ao amor, mas que estão sufocadas pelas tensões da rotina. Ao incorporar carinho a essa rotina, estará reavivando nele e em si própria qualidades que apenas estavam adormecidas.

Não se pode pretender aquilo que não se tem pra dar. Se você se fechar, se fizer tudo com o propósito de obter um retorno exatamente igual, então não poderá perceber que, em outros aspectos, ele poderá estar comunicando o quanto ama e aprecia seus cuidados. Acrescente sempre carinho, amor e sensualidade ao seu dia a dia, mostrando ao parceiro o prazer que sente quando ele se mostra receptivo a suas manifestações. Essa atitude reforça muito qualquer relação.

E aqui, uma dica: valorize o seu bom-dia e o seu boa-noite. Um delicioso momento de amor ao anoitecer começa pelo bom-dia dado de manhã. Muitos casais, movidos pela correria das tarefas diárias, acabam mal se falando ou, quando o fazem, é apenas rapidamente e sobre problemas comuns. Quando a noite chega, desejam milagrosamente um sexo empolgante, excitante, envolvente. Mude tudo isso já, desde as primeiras horas do dia. Veja, por exemplo, as duas falas abaixo:

Diálogo i

A esposa acorda de manhã. O marido dorme. Ela olha para ele e imagina o quanto o ama. Ele acorda, olha para ela e diz:
– Que horas são? Estou atrasado!
– Não se esqueça de pagar a escola das crianças – ela responde.
– Lembre-se de passar no mecânico – diz ele.

Os dois se levantam e o dia começa. Toda magia e encantamento já se foram. Ora, vocês são as pessoas mais importantes um para o outro. Tente inverter esse diálogo.

Diálogo i i

– Estou atrasado! – diz o marido.
– Eu sei. Só quero um minuto para lhe desejar um lindo dia. Eu te amo, querido! – diz a esposa, beijando-o. – Não se esqueça de pagar a escola das crianças...

Pronto. Você precisou de menos de meio minuto para colocar um toque mágico no seu dia, sem se esquecer do resto.

As minhas alunas são unânimes em dizer que os maridos estranham um pouco quando elas fazem isso pela primeira vez. Depois, eles gostam e, passado algum tempo, começam a retribuir. Diga-lhe que o *bom-dia* dele é o mais gostoso e esperado de todos. Essa atitude terá reflexos por muito tempo.

VALORIZE O BEIJO: não deixe que ele se transforme naquele beijinho rápido nos lábios ou no rosto (pior ainda) e nada mais. Sempre que sentir vontade, dê beijos molhados, de língua, carregados de sabor. Não existe tempo nem idade para isso.

VALORIZE AS SURPRESAS AFETIVAS E SENSUAIS: um bilhetinho deixado à mesa do café, por exemplo, pode conter uma deliciosa promessa ou insinuação para logo mais, à noite.

VALORIZE O ELOGIO: toda vez que sentir vontade de elogiar algo em seu parceiro, seja o trabalho, a roupa, o perfume ou uma simples frase, faça-o. Não fique calada. Essa atitude não vai diminuir você em nada, como pode pensar, mas certamente vai aumentar o afeto entre ambos.

VALORIZE O NOVO: incentive seu amor a experimentar coisas novas, como uma viagem, uma saída, uma carícia diferente na hora do amor.

Procure manter-se sempre bem informada, para que suas conversas não girem somente em torno de problemas domésticos. Não precisa se especializar em dado assunto, a não ser que ele seja realmente do seu interesse, mas folheie jornais e revistas e ponha-se a par do que está acontecendo.

Durante o sexo, preste atenção no que excita o seu homem. Faça do quarto do casal um refúgio sensual e aconchegante. O quarto é o lugar onde encontramos abrigo e descanso da luta diária. É também o lugar onde a maioria dos casais resolve questões e toma as decisões mais importantes para o dia seguinte. Portanto, dê uma olhada em seu quarto: em meio a tanta rotina, ele passa a impressão de um lugar aconchegante, gostoso de se deixar ficar, eventualmente com um toque de sensualidade, ou é simplesmente mais um cômodo da casa onde se empilham livros, bicicletas, papagaios, caixas e outros objetos alheios e estranhos? Transforme seu quarto em um lugar charmoso. Tire de lá todos os objetos que dão a impressão de bagunça. Um vaso com flores, um enfeite especial, uma bonita colcha de cama não são importantes apenas para o dia do casamento ou para o dia de receber visitas. Na dúvida, pergunte-se: "Eu receberia um amante neste quarto?". Se a resposta for não, mãos à obra.

Enfim, mantenha viva a chama do romance. Não tome a relação como algo garantido, estagnado. Esse é o primeiro passo para a instalação de uma rotina.

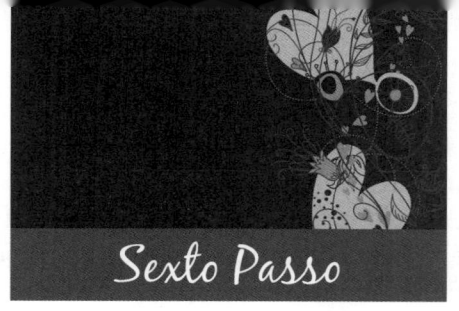

Sexto Passo
Homens – a escolha certa

O amor é uma preocupação constante na vida de todos os seres humanos. Para a mulher, essa é uma questão essencial. Se temos alguém, preocupamo-nos com a possibilidade de o relacionamento dar certo ou não, até quando etc. Se não temos, preocupamo-nos em descobrir se e quando surgirá alguém especial que possa preencher nossas vidas.

Às vezes, percebemos que o difícil não é encontrar alguém, mas, sim, encontrar aquele que realmente seja uma resposta à nossa busca. Quer dizer, aquele que igualmente se preocupa em que a relação seja rica em amor, prazer e harmonia.

Jamais devemos aceitar um homem cheio de defeitos apenas porque foi o primeiro que apareceu em nossa frente. Nesse caso, devemos perceber que não estamos apaixonadas pelo homem, mas pela ideia de uma união. Nunca devemos deixar que um parceiro nos faça acreditar que somos menos, que valemos menos, que nossa dignidade e nada são a mesma coisa! O poder de uma união feliz está nas suas mãos, pois a decisão de torná-la feliz é só sua. Se esse parceiro com quem se encontra não a está fazendo feliz, se você já fez de tudo e já tentou de tudo, é hora de perguntar para si mesma se está valendo a pena, pois a vida é uma só.

Um relacionamento só vale a pena quando é vivido por inteiro, e não de forma incompleta. Não importa se você se encontra no início do casamento, no meio ou mesmo no fim – qualquer que seja o momento, ele deve ser pleno de significado para ambos.

Deixe de lado a postura de esperar que as coisas caiam do céu. Estabeleça em sua mente o tipo de homem e de relacionamento que deseja, peça a Deus para guiar seus passos e parta em busca daquilo que pode e deve ser seu. Defina claramente o que quer e comunique isso ao parceiro, ouvindo também o que ele deseja e o que tem a dizer. Um marido que vale a pena não é um super-homem, mas, sim, aquele que se empenha de alguma forma, juntamente com você, para que o relacionamento dê certo.

DIFERENÇAS

Há uma série de livros que discorrem sobre as diferenças físicas, psicológicas, emocionais e sexuais entre homens e mulheres e todos eles têm algo em comum – homens e mulheres são realmente muito diferentes entre si. Sem contar o fato de que recebem educação diferenciada, desde o nascimento. Por isso, para não me alongar em explicações sobre o assunto, vou salientar aqui apenas alguns pontos simples, porém básicos.

De nada adianta ficar brava ou frustrada porque ele não adivinhou seus pensamentos. Está cientificamente provado que até mesmo nossos cérebros são diferentes. Por isso, o que é óbvio para a mulher pode seguramente passar despercebido para o homem.

Às vezes, nos pegamos pensando: "Hoje comemoramos 21 meses e cinco dias de união... acho que ele vai chegar com flores!". Então, ficamos viajando na fantasia, montando a história toda mentalmente. Quando o parceiro chega e não traz nem mesmo um bombom, quando o cotidiano dá lugar a todo o cenário que imaginamos e vamos dormir como se essa fosse uma noite igual às outras, ficamos frustradas e com raiva. Mas lembre-se de uma coisa: a história se passou dentro da nossa cabeça. Como ele poderia imaginar? Quando falei sobre isso durante um curso, uma aluna virou-se e disse: "Mas era óbvio que devia ter algo especial nesse dia!". *Sim, eu disse, mas não era óbvio para ele!*

Outra aluna se queixou: "Nelma, coloquei uma caixa com um belo presente embaixo do travesseiro dele, fiquei imaginando que ele iria chegar, descobrir o presente, me beijaria etc. Mas ele chegou cansado, deitou sobre o travesseiro e, mesmo com o barulho que fez quando amassou o presente, ele dormiu! Dormiu sobre a caixa mesmo! Não era óbvio que ele deveria encontrar o presente?". Respondi: "Não para ele!".

Outra ainda contou: "Na semana passada, arrumei todo o quarto, coloquei uma luz diferente, coloquei uma colcha bonita na cama, vesti uma *lingerie* linda e fiquei esperando. Imaginei que ele chegaria e que ficaria tocado por toda aquela produção. Ele chegou, leu o jornal, me deu um beijo e virou-se de lado para dormir. Furiosa, tirei tudo e me deitei, muito aborrecida. Ele me olhou surpreso e disse: 'Amor, o que é que você tem?'. Eu estava magoada, com raiva mesmo, e respondi, quase gritando: 'Nada!'. Então, ele simplesmente deu de ombros, me beijou distraidamente, virou-se e dormiu. Eu perdi o sono e fiquei ali, me sentindo sozinha, tentando dominar o ímpeto de estrangulá-lo. Ele devia ter entendido, era óbvio!". Não para ele!

Agora, considere. Mais do que você pode supor, estou do seu lado (que é também o meu). Não estou defendendo, com esses exemplos, atitudes masculinas de pouco caso, distração ou falta de carinho. Apenas quero que aprenda que aquilo que para a mulher parece óbvio, para o homem não é.

Os homens enxergam a floresta. As mulheres enxergam as árvores. Toda vez que queremos que o parceiro entenda, saiba, adivinhe, toda vez que desejamos que ele se coloque na mesma sintonia que nós, precisamos explicar, esclarecer, dizer claramente qual é o enredo do filme mental que estamos produzindo. A resposta "nada!" diante de uma pergunta dele, igualmente não resolve... nada. Vamos ver caso por caso.

No primeiro, como se tratava de uma data especial, ela poderia ter dado um telefonema, cumprimentando-o por aquele dia, e desde já deixando claro quanto essa ocasião era especial para si própria.

No segundo caso, ela deveria colocar o presente sobre o travesseiro, com um papel bem bonito e vistoso. Se ele for do tipo distraído, instale um luminoso perto!

No terceiro caso, ela poderia, por exemplo, começar a beijá-lo quando ele desse sinais de estar terminando o jornal e ir dizendo a ele, detalhe por detalhe, como preparou o quarto, como se preparou e por que o fez.

Mas assim perderia a graça, você diria. Não se preocupe, não é bem assim. A graça está exatamente em explicar, em tornar concreto o que se planejou fazer. Se não fizermos isso, não apenas nos casos que citei, mas em tantos outros, e se não o fizermos de forma amorosa, bem-humorada e bem clara, para que o parceiro perceba o que queremos, tudo perde a graça do mesmo modo, porém, dessa vez, sem nenhum saldo positivo.

A aluna que vivenciou o terceiro exemplo me disse:

"Pensei que fosse desagradável explicar tudo. Mas quando o fiz, tive uma surpresa. Ele olhou o quarto como se o estivesse vendo pela primeira vez. Tivemos uma noite memorável. E hoje parece que ele fica mais atento quando faço um clima. A diferença é que, quando ele não percebe de imediato, eu não me incomodo mais. Eu trato de explicar e tudo dá certo".

Os homens entendem tudo melhor quando conseguimos nos expressar claramente. Se nos prendemos em insinuações vagas, ou em indiretas, eles se perdem, pois não sabem o que se passa em nosso íntimo, e então nada funciona. O lado ruim da história são aqueles homens que fazem graça daquilo que lhes foi preparado, o que para as mulheres funciona como um balde de água fria.

Uma aluna contou que, após enfeitar o quarto com velas, o parceiro entrou e perguntou: "Alguém morreu?". A princípio, ela ficou ressentida, mas relevou o comentário a fim de que eles tivessem uma noite interessante. Admitiu, porém, que ficou remoendo aquilo. Minha sugestão para homens como esse é que a mulher os faça entender, gentilmente, que quando eles fazem piada de algo preparado com tanto carinho para a ocasião, devem saber que a mulher fica triste e sem vontade de inovar outra vez. Muitas vezes é preciso ensiná-los a serem mais sensíveis, o que nem sempre é fácil. É preciso muita paciência, comunicação e expectativa positiva de que ele vai assimilar o que você tem a dizer. E se nada disso der certo, experimente um bom soco no queixo! Ele vai pensar duas vezes antes de falar bobagem.

O EGO

Acima de tudo, aprenda a levantar o ego de seu homem, aceitando-o e valorizando-o sempre que possível. Mas atenção: estamos falando de um parceiro que valha a pena.

É tão importante para um bom relacionamento uma amante sensual e ardente quanto uma esposa que faz o homem se sentir valorizado e amado. Incorpore essas duas atitudes. Incentive-o no trabalho, elogie seu físico, seu cheiro, seja carinhosa nas horas fáceis e difíceis, demonstre-lhe o prazer que você sente quando estão juntos na cama, na cozinha, na sala, na rua.

Muitas mulheres encaram atitudes assim como mostra de submissão. Mas não é verdade. Elogio, força, carinho, amor, tudo isso deve ser demonstrado sempre que você sentir vontade. Além disso, com essa atitude a mulher ensina o homem a ser mais receptivo, mais aberto, emocionalmente espontâneo – e isso é uma grande recompensa para ambos na relação.

NÍVEL DE EXIGÊNCIA

Não queira que o homem seja 100% perfeito, nem que atenda nessa proporção a todas as suas vontades. Lembre-se: nós não somos perfeitas, portanto, não podemos exigir deles a mesma coisa.

Se o que considera nele um defeito for algo que não a violente e excetuando tristes exageros como maus-tratos, uso de drogas, infidelidade e desde que exista amor entre as partes, é bom relevar coisas menores como atrasos, certa desordem na casa ou na cozinha, pequenas manias inconsequentes. Muitas vezes, certos comportamentos são difíceis de modificar e o melhor que podemos fazer é conviver com eles ou contornar seus efeitos, em vez de criar um clima péssimo por dias e dias. Avalie o que é passível ou não de ser mudado e vá em frente: navegar em um mar tranquilo é muito mais gostoso.

HOMENS & AMOR

O amor é, ao mesmo tempo, uma coisa maravilhosa, terrível, calma, tempestuosa, leve, pesada, intempestiva, serena, mas nunca um vazio. Quando se instala, provoca em nós as mais variadas e estranhas reações, sejam elas físicas ou emocionais. Ele nos faz chorar e rir, gritar e emudecer. Mas, embora diferente nas reações e talvez até em intensidade, o amor é igualmente sentido pela mulher ou pelo homem.

Os homens, tanto quanto nós, também anseiam pela mulher de suas vidas – pela mulher que valha a pena. Mesmo não tendo facilidade para se expressar emocionalmente, os homens também desejam experimentar o estado do amor total com uma mulher.

Pela própria educação que tiveram, no entanto, eles são facilmente conquistados num primeiro momento. Mas o amor de um homem, aparentemente entregue a uma mulher no início de uma relação, na realidade deve ser conquistado aos poucos, todos os dias.

A natureza masculina faz com que o homem se mostre sempre aberto para novas possibilidades, e é aí que está o desafio. Você pode tomar essa característica como um estímulo para exercitar todos os dias a sua imaginação e a sua criatividade, surpreendendo-o com uma nova forma de agir e de amar, sempre que possível.

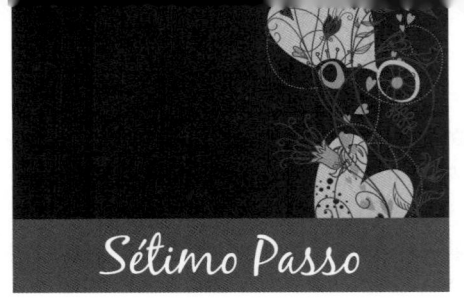

Sétimo Passo
Enfrentando o cotidiano

O cotidiano da vida a dois pode ser sinônimo de uma tediosa rotina, ou pode ser transformado em algo gostoso e prazeroso de experimentar. Para driblarmos o possível obstáculo da rotina é necessário muito amor, compreensão, bom humor, paciência. Na verdade, há uma gama riquíssima de qualidades necessárias, quem sabe todas as que encontramos nos dicionários e outras tantas. Vamos observar apenas algumas das situações com que nos deparamos no cotidiano.

SUA VIDA LIVRE DE COBRANÇAS

Hoje em dia, a mulher moderna exige demais de si mesma, de sua vida e dos homens com quem interage. Ela quer ser perfeita em todas as funções – quer ser excelente profissional, excelente amante, excelente mãe e administradora do lar, excelente esposa, amiga e companheira, quer estar bonita e em plena forma. Sem contar outras atribuições que acaba assumindo dentro de casa: a exímia motorista que leva os filhos à escola, a dedicada enfermeira quando alguém adoece, a professora ideal no apoio escolar aos filhos, a melhor nutricionista no preparo das refeições, uma hábil gerente de compras no supermercado... A lista de atribuições não tem fim.

A modernidade nos mostra que não apenas podemos como também, muitas vezes, precisamos fazer tudo o que faz um homem. Além disso, a mulher acumula ainda a gestação e boa parte da criação dos filhos. Somando-se essas com as outras funções que vamos assumindo ao longo do casamento, acabamos por fazer a jornada da super-mulher. Isso nos leva à exaustão e ao sentimento de culpa, pois é natural que não alcancemos os 100% de eficiência em todas as categorias de tarefas a que nos obrigamos.

É então que vale lembrar: Não exija tanto de si mesma! Não queira ser perfeita em tudo!

Você pode ser sua melhor amiga ou pode ser sua pior inimiga. Se você acha que dá o melhor de si, é suficiente. Não se critique e não se culpe. Seja amorosa e carinhosa consigo mesma.

Uma vez, ao visitar uma mulher – que, por sinal, admiro muito –, tive uma surpresa. Era uma hora da tarde de um domingo. Com exceção da sala, a casa não estava arrumada e ela estava calmamente lendo, ainda de pijama. Enquanto conversávamos, o marido e o filho entraram no quarto trazendo-lhe café. O filho informou: "Mamãe, nós já arrumamos a sala!". E o marido acrescentou, com ar descontraído: "Nós vamos comprar alguma coisa pra comer. Até já". Eu olhei para os dois. Não pareciam, de maneira alguma, com nada que me lembrasse a imagem de dois homens infelizes e abandonados. Ela os beijou, disse que os amava e eles saíram para a rua. Diante da interrogação estampada em meus olhos, ela me contou, com ar bastante relaxado, tranquilo, se não feliz: "Às vezes, resolvo tirar um dia só para mim. Tem dias em que estou particularmente cansada e sem vontade de cuidar da casa. Logo que tomei essa decisão, eles estranharam um pouco. No primeiro dia, me chamaram para tudo, o tempo todo; não achavam isso, não achavam aquilo, e a comida, depois de muito se empenharem, mais parecia borracha, mas não desisti do meu dia de folga. Hoje, o resultado é outro: nesse dia, eles parecem até contentes de conseguir realizar pequenas tarefas e de me mostrar o resultado depois.

Ninguém morreu, a casa não caiu, eles não sofreram de inanição nem nada parecido. E outra: nesse dia, cada um faz o que quer, come na hora que quer, sem preocupação com nada".

A mulher de quem falo, por sinal, é uma empresária e tem uma rotina atarefada, pois se dedica com muito zelo não apenas ao trabalho mas à sua carreira, aos filhos, ao marido e à casa. A diferença é que ela não cobra de si eficiência em tudo e quando decide parar o barco para cuidar um pouco de si mesma, o faz sem constrangimento, e isso traz um enorme benefício a todos os que a cercam.

Comece *agora* a reservar momentos para você, *exclusivamente para você,* sem sentimentos de culpa. Você merece! O tempo, nós o determinamos: podem ser dez minutos, uma hora ou um dia inteiro. Quando foi a última vez que você fez algo realmente dedicado a si própria ou que reservou um tempo exclusivamente para seu uso pessoal? Não importa de que forma irá ocupar esse tempo – se dez minutos para relaxar, se uma hora no cabeleireiro, independente de ser dia de festa ou não, se uma hora naquela palestra ou filme que você queria ver, ou se o dia todo vai ficar na cama, lendo ou repousando. A reserva desse tempo é muito importante.

Além disso, aprenda a delegar tarefas dentro de casa. Reúna os familiares, sejam eles adultos ou crianças, expresse-lhes o seu amor, diga que precisa de um tempo só para você, explique o que precisa ser feito e peça ideias. A casa não vai desabar por causa disso, a polícia não baterá à sua porta, não haverá mortos nem feridos.

ADMINISTRANDO AS BRIGAS

Certa vez, em meio a uma discussão, meu marido me disse: "Ei, eu estou *com* você, e não contra você. Por que estamos discutindo sobre a mesma ideia, como se estivéssemos em um ringue?".

Aquilo me fez parar e pensar. Quando estamos com raiva, decepcionadas, nervosas ou aborrecidas com o parceiro, é muito difícil falarmos de forma clara, pausada e serena. Quando algo faz aflorar emoções negativas, a tendência do momento é explodir, esquecendo por completo os sentimentos carinhosos de amor, de confiança. E muitas vezes os casais brigam, não necessariamente por algo que exista entre eles, mas por motivos externos como a família, o dinheiro etc.

Entendo que, em momentos de tensão, é necessário dar uma pausa antes que sejam ditas palavras difíceis de ser esquecidas ou contornadas. Essa pausa faz com que as ideias de ambos esfriem o bastante para que o problema possa ser resolvido objetivamente, sem emoções acaloradas, administrando melhor possíveis mágoas e ressentimentos. No auge de um momento crítico, conversar é o que menos adianta. É preferível que cada um se retire para um canto e se acalme, que pense em sua própria atitude, no tipo de solução que pode entrever para o problema. Depois, sim, devem conversar sobre o assunto de forma calma e objetiva. Se você não quer falar com o marido, mande uma carta, sinais de fumaça ou o que quer que seja, mas comunique-se de alguma maneira, sempre encontrando o momento adequado para isso.

Encare aquilo que os levou a discutir como um problema à parte, independente de vocês. Por exemplo, se estão discutindo sobre assuntos financeiros, coloquem para fora tudo o que sentem e busquem juntos uma solução. Se possível, imaginem que o problema é de uma terceira pessoa e façam a si mesmos a pergunta: "O que eu faria?" ou "Qual a sugestão que devo dar a essa pessoa?". A resposta que obtiverem obviamente servirá para vocês. Reconheça seus sentimentos de tristeza, de fraqueza ou de impotência, e reconheça também os sentimentos do seu parceiro, sem culpa, pressão ou julgamento.

Homens e mulheres, sendo diferentes entre si, reagem de forma diferente quando sob pressão. Por isso, cuide para que a briga não se estenda para o campo sexual, afetivo e familiar. Brigas e discussões devem ser resolvidas o mais rapidamente possível, para que não propiciem um clima de mágoas e ressentimentos futuros. Reconheça as atitudes positivas do parceiro frente ao problema, pois ele há de ter algumas. Isso não quer dizer que você irá reprimir todas as emoções negativas. Quer dizer apenas que irá adequá-las.

Agora, preste atenção ao seguinte: uma briga mal resolvida é uma porçãozinha de areia que fica no sapato. Duas brigas, duas porçõezinhas. Se não tomar cuidado, o casal que briga frequentemente pode chegar a ponto de sentir que está atolado em uma duna de areia grossa, com os cascalhos a lhes esfolar os pés. Por essa razão, deve-se eliminar o problema logo que ele surge, sem armazenar impressões que depois podem vir à tona com mais força. Tirem a limpo toda e qualquer dúvida e façam um pacto de não agressão e também de não voltarem a tocar no mesmo assunto. Se houver uma próxima discussão, administrem-na do mesmo jeito. Nunca deixe que uma briga chegue ao ponto de tornar impossível a reconciliação. Pare no meio do caminho, use a criatividade, mas não leve a discussão até o fim, pois em brigas assim nenhum dos dois sai vencedor. Ao colocarem suas opiniões logo no início de uma discussão, não se comportem como dois inimigos que vão se defrontar para ver quem é o melhor. Coloquem suas ideias como parceiros, e entendam que um está com o outro, e não um *contra* o outro. Digam o que sentem e não o que acham que o outro está fazendo, usando frases como: "Eu gostaria...", "Eu percebo que...", "Estou sentindo...", e não coisas do tipo "Você não devia...", "Você fez errado", você isso, você aquilo.

GRAVIDEZ

A mulher, quando está grávida, passa por bruscas mudanças hormonais, físicas e psicológicas que nunca experimentou antes. É uma viagem rumo ao desconhecido. Além disso, a gravidez às vezes é algo difícil de ser plenamente compartilhado com o parceiro, pois a estabilidade emocional da mulher se modifica muito.

É o período em que se deve ter maior compreensão e em que a comunicação dos sentimentos negativos e positivos, dos temores e das esperanças de cada um deve ser feita com mais clareza.

Muitas mulheres acreditam ainda que a gravidez torna distante a vida sexual. Isso não é verdade. Desde que o acompanhamento pré-natal não a desaconselhe e que você não tenha nenhum problema físico, nada impede que você tenha uma vida sexual ativa durante a gestação.

Uma mulher não perde sua sensualidade pelo fato de estar grávida. Se você estiver vivendo esse momento, pode usar tecidos bonitos e macios, uma *lingerie* bem sensual e acessórios que aprecie. Sinta-se sexy grávida e o homem a perceberá assim.

Cada casal, durante o ato, deve adotar o estilo que acha mais confortável, principalmente para a mulher. Após o parto, que é um processo físico e emocionalmente cansativo, a mulher tem uma série de preocupações naturais: ela está envolvida com o bebê, com a episiotomia, os cortes, com a amamentação e ainda com a perspectiva de voltar ou não à forma física original. É necessário um certo tempo para que ela retome a consciência de si mesma e de seu corpo, incorporando o bebê de forma tranquila à vida do casal.

Nessa fase delicada, o homem deve aprender a compreender a companheira e ajudá-la no que for possível. Em vez de buscar uma aventura sexual fora do casamento, é mais construtivo entender a parceira e permanecer junto dela nesse período. Se ele demonstrar uma acentuada necessidade sexual e lhe comunicar isso, você poderá satisfazê-lo de outras maneiras.

É um período em que deve existir maior apoio às necessidades de cada um, sem críticas ou ressentimentos de nenhum dos dois lados. Uma vez que o físico feminino se altera, é natural que a mulher não se sinta tão atraente como antes. É nessa fase que ela mais necessita de demonstrações de carinho, elogios e atenção. Se esse é o seu caso, comunique isso ao seu parceiro.

Mas isso não é uma tragédia. A vinda de um filho na vida do casal é uma coisa maravilhosa, que requer bomsenso, preparação e muito amor entre ambos. A mulher não deve usar a gravidez como motivo para se sentir feia. Se você está em fase de gestação, tire dos armários todas as roupas que sabe que de agora em diante não usará mais e guarde-as para mais tarde. Vá incorporando outras peças de roupas bonitas em seu novo vestuário, que sejam adequadas a esse período. Isso se aplica também à *lingerie*.

Continue mantendo cuidado com a aparência. Procure um profissional e informe-se sobre os melhores meios de evitar estrias, manchas e cabelos sem vida.

Leia e informe-se muito. A mulher bem informada corre menos risco de ter surpresas desagradáveis devido à gravidez. Ela saberá cuidar de si com carinho. Mas não cuide da beleza, durante essa fase, de maneira obsessiva. A natureza sabe como colocar a gravidez de forma adequada na sua vida. Apenas cuide-se naturalmente e seja muito feliz, compartilhando todo o período com seu marido. Não o deixe afastado do que estiver acontecendo dentro de você.

Após o parto, quando a vida estiver entrando em ritmo normal, ainda que em um novo ritmo pela chegada de mais um membro da família em sua casa, muito cuidado para não se tornar excessivamente maternal, dando atenção exclusivamente ao bebê e esquecendo-se do parceiro e de si própria.

FILHOS

Os filhos só interferem de forma negativa na vida de um casal quando este o permite. Algumas pessoas vêm me dizer: "Quando meus filhos adolescentes sabem que estou no quarto do casal com o pai, batem a toda hora na porta pedindo ou perguntando coisas", ou "Quando meu filho pequeno sabe que vou sair com o pai, ele grita, berra, chora, e nosso encontro amoroso vai por água abaixo".

Não, não é nada fácil lidar com esses sentimentos infantis.

Mas os pais devem deixar muito claro que *quando o papai está com a mamãe, essa é uma hora só deles;* a menos que surja uma emergência, devem permanecer firmes nessa decisão.

Não é impossível associar filhos com vida sexual ativa. Requer apenas um pouco mais de planejamento e de criatividade.

Coloque, por exemplo, uma fechadura em seu quarto e aprenda a utilizá-la nas horas necessárias. Tenho uma amiga que coloca a questão de forma clara e objetiva para o filho de 9 anos. O resultado é que a criança respeita o seu espaço sem se sentir agredida ou excluída.

RECICLAGEM

Pelo menos uma vez por ano, ou sempre que necessário, faça uma reciclagem do relacionamento. Ouvindo tal coisa, você pode exclamar: "O que é isso? Está parecendo um conserto de carro!".

Eu explico: a pessoa que você é hoje, lendo este livro agora, não será a mesma de amanhã, ou daqui a um ano. Se o Universo sofre mutação constante, o mesmo se aplica a tudo o que nele existe – inclusive às pessoas, ao amor, à sensualidade, ao relacionamento.

Então, é fundamental fazer de tempos em tempos esse *inventário*, em que vocês analisam juntos tudo o que está bom e deve ser mantido, tudo o que está ruim e deve ser afastado ou modificado, bem como todas as coisas novas e diferentes que desejam introduzir na relação.

Com essa reciclagem, o relacionamento estará sempre de roupa nova. Além disso, os parceiros têm a chance de acompanhar as mudanças um do outro, para um fortalecimento da relação, sem que haja choques ou surpresas.

AMOR & COTIDIANO

Antes de um casal decidir qual será a cor das paredes da nova casa, é imprescindível saber o que o outro pensa e deseja de uma união, em todos os campos: profissional, sexual, afetivo, filhos, carreira etc.

Também é necessário compreender as diferenças do outro, pois isso facilita muito o entendimento dos limites de cada um e a forma de lidar com esses limites.

Por meio da comunicação e de soluções amorosas e criativas sobre as diferenças individuais, em que a meta é um relacionamento feliz para os dois, o que era mágico pode durar muito. Mas o casal deve sempre lembrar-se de dizer a verdade, de ouvir com atenção, sem julgamentos precipitados, e de dar apoio mútuo. Deve estabelecer acordos que possa cumprir e com os quais possa conviver.

Não importa o tempo de união que você tenha: um mês, um ano, dez ou vinte anos. Sempre é possível comunicar-se, estabelecer e renovar um entendimento maior entre você e seu companheiro.

Oitavo Passo
Teste rotineiro

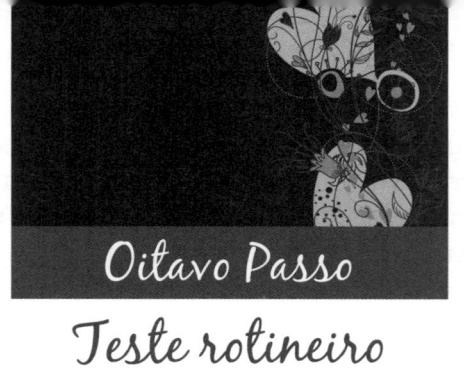

Imagine a cena abaixo:
Ele: "Eu te amo loucamente! Quero possuí-la agora!"
Ela: "Eu também te amo. Sem você, minha vida não é nada!"

Agora, responda: isso parece ser o diálogo de um casal que está junto há:

( ) 5 minutos ( ) 5 horas ( ) 5 dias ( ) 5 semanas
( ) 5 meses ( ) 5 anos ( ) 15 anos ( ) 50 anos

Realmente, poucas pessoas cogitam que um diálogo como esse possa acontecer em uma relação estabelecida há mais de cinco anos. São pouquíssimos os filmes, os livros ou as novelas que narram um romance envolvente depois desse tempo. Parece uma coisa impossível. Mesmo que o casal se ame muito, a rotina parece uma coisa preestabelecida, com data, hora e lugar para se instalar. *Mas não precisa ser assim!*

ROTINA

O que acaba com a rotina e mantém a novidade e a excitação no sexo é a criatividade do casal. Ora as relações são divertidas, ora intensas, ora rápidas, ora demoradas e calmas. Para casais assim, a rotina não existe.

Todos os relacionamentos começam intensamente, depois

esfriam, e o que é pior: muitos casais aceitam isso como uma fatalidade imutável, imposta pela vida. A monotonia acaba fazendo com que eles simplesmente sigam um roteiro único na cama. Analise o seu relacionamento; se ainda existe amor e companheirismo, vale a pena mudar a tática e ter mais tempo para o homem com quem você convive, mas se o amor se transformou em qualquer outro sentimento e isso é irreversível, nesse caso, infelizmente não há fantasia ou *lingerie* que faça milagres.

ESPANTANDO A ROTINA

Vamos conhecer alguns frutos da rotina e saber como podemos impedir que eles se insinuem de forma indesejável numa relação a dois.

As pressões diárias

Se formos esperar que as pressões do dia a dia desapareçam para que, enfim, possamos fazer um amor gostoso, então poderemos esperar a vida toda. A nossa natureza sexual não nos abandona, nós é que a abandonamos e colocamos a culpa no trabalho, no estresse, nos problemas a resolver, nos filhos etc.

Sempre haverá alguma coisa ocupando a nossa mente todos os dias, como o cansaço, os desentendimentos, as doenças, as questões financeiras e tantas outras; a lista é infinita.

Por isso, na hora do amor, o melhor é desligarem-se do *mundo lá fora*, deixando essas pressões diárias longe da cama.

O tempo

Estabeleça e mantenha com seu amado prioridade para o sexo, assim como vocês tem prioridade para tantos outros assuntos. Consiga um tempo para que ambos se dediquem um ao outro. Precisamos ter tempo para o amor, ou acabaremos por deixá-lo de lado. Afinal, onde deve ficar um relacionamento, na lista de prioridades? Veja bem, eu não disse na lista de *atividades* (lavar a louça, tirar o lixo, assistir o telejornal, fazer amor, escovar os dentes), mas sim, *prioridades*. É sempre importante dedicarmos um tempo para os momentos de carinho, de amor, de atenção – e esse momento pode ser compreendido desde um beijo, um toque, até uma hora completa de amor.

Se o seu dia a absorve por completo em razão de tantos afazeres, aqui vai um lembrete: da mesma forma com que programa seus compromissos inadiáveis, programe igualmente uma data inadiável – um dia, ou até mais – para sair com seu amor. Nesse dia, vocês vão namorar, passear, brincar, fazer amor, jogar conversa fora, enfim, vão fazer tudo o que tiverem vontade.

É um momento que deve ser visto como um oásis dentro do relacionamento, em meio às pressões diárias, e certamente se refletirá de forma bastante benéfica em cada um dos dias seguintes.

Os ressentimentos acumulados

Avalie a união que está vivendo. Ainda existe amor? Ou apenas mágoas e ressentimentos que levam a um sexo mecânico e sem brilho? Se existe amor, tentem comunicar-se calma e claramente, a fim de eliminar velhas mágoas e lidar melhor com as adversidades. Vocês já sabem que problemas têm em comum. Pensem juntos nas soluções para eles e não se comportem, como eu já disse, como se estivessem em um ringue, em que quem acusa mais sairá pretensamente vencedor.

O ideal é que nada fique acumulado e que as coisas sejam resolvidas uma a uma, assim que aparecerem. No entanto, se porventura algo já tenha se acumulado e somente a partir de então aflora a necessidade e a vontade de melhorar o relacionamento, nada é impossível – apenas leva um pouco mais de tempo, mas dá perfeitamente para ser feito.

A preguiça e a acomodação

Ouvimos durante a vida toda alguns ditados populares e só em um dado momento de nossa história de vida eles ficam claros e nos parecem úteis. Um deles, que vem desde o tempo de nossos avós, é: não deixe para amanhã o que pode fazer hoje. Isso também é verdadeiro quando falamos de sexualidade e afetividade.

Quantas vezes estamos com preguiça ou excessivamente acomodados para criar um clima ou investir com mais esforço em um momento especial? Embora tenhamos um certo apego por alguns objetos pessoais, nem sempre é interessante, por exemplo, usar a mesma camisola por meses a fio apenas porque gostamos dela ou porque ela está mais à mão.

Se você cultiva uma horta, sabe que deve regá-la diariamente. Deixar que as sementes brotem ao acaso pode resultar em que não brotem nunca. Você nunca sabe por quanto tempo uma seca pode se prolongar, ou se os insetos não vão comer as folhas de suas hortaliças antes que tenha tempo de saboreá-las em sua mesa. Assim é para tudo e assim é para uma boa união também. Preguiça e acomodação não cabem ali, se pretendemos ter uma vida feliz. É preciso regar todos os dias e encontrar prazer nisso.

Muitas vezes nos deixamos levar pelo pensamento: "Hoje, vai assim mesmo. Amanhã eu faço alguma coisa melhor" ou "Hoje está muito frio, amanhã eu faço diferente". E, sem perceber, esses adiamentos podem se arrastar por meses ou anos.

Não é sempre que temos disposição para criar um belo cenário ou improvisar situações novas, mas não devemos nos esquecer de procurar sempre dar um toque diferente a cada momento de amor, seja uma posição diferente, uma fantasia, uma roupa ou um ambiente. Como me contou uma aluna:

"Uma noite, já bem tarde, eu estava me sentindo exausta, mas ele queria fazer amor, e eu *sabia* que seria como sempre – nós nos beijaríamos sob as cobertas, em seguida aconteceria a penetração, um costumeiro 'boa noite' e o sono. Não que isso fosse ruim, mas já fazia tempo que nada mudava. Decidi fazer um *striptease*. Entrei no banheiro e, ainda com a maior preguiça, comecei a me produzir. O engraçado é que a preguiça deu lugar a uma intensa excitação. Foi ótimo, ele ficou encantado. Tivemos uma noite sensacional".

Mas vou lhes contar uma coisa: eu também tenho meus momentos de preguiça e às vezes tenho que brigar um pouco com isso. Curiosamente, na semana em que eu escrevia este capítulo, algo semelhante aconteceu. Estava sentada, repassando as notas e inserindo os textos desde manhã, num daqueles dias de frio e preguiça. Já eram 8 da noite e meu marido estava para chegar de viagem. Minha primeira ideia foi a de ficar assim mesmo como estava. Quando ele chegasse, eu daria uma parada e tomaria um banho. Em seguida, uma vozinha lá dentro de mim disse: "Nelma, se ele fosse o seu amante, você o receberia assim, desarrumada e sem ânimo?". Fazendo um esforço danado, peguei uma linda camisola, tomei banho, penteei os cabelos, escovei os dentes, tudo o que ainda não havia feito antes, pois aquele era um dos dias de minhas famosas hibernações. Foi o tempo exato de ouvir o ruído do carro chegando e me deitar correndo na cama – claro que numa pose bem sexy e provocante.

Logo ao entrar, ele disse: "Eu sabia que você estava me esperando assim. Vim pelo caminho desejando muito isso e com a certeza de que não ia me decepcionar". Então, a minha amiguinha interior disse outra vez baixinho: "Está vendo, está vendo? Não valeu a pena?".

E como valeu! Quando damos atenção aos detalhes, nosso prazer sexual aumenta, conforme entramos no jogo da sedução. Criar o clima, produzir-se para se sentir sexy ajuda muito.

A falta de carinho e de atenção ao parceiro

Para que o momento sexual seja realmente agradável, não é somente o órgão sexual que deve ser estimulado. Sexo é muito mais que isso: é atração, comunicação, parceria, carinho, cumplicidade, confiança, consideração, amor, amor, amor.

Devemos tratar o parceiro como a pessoa mais importante que existe.

Pense comigo: se está para receber visitas, com certeza você irá arrumar a casa com cuidado especial, colocar em uso a melhor louça, a melhor toalha. Você desejará vestir-se melhor e, mesmo se a conversa não for de todo agradável, procurará ouvir a visita com atenção e respeito.

Mas será que fazemos isso com nosso companheiro? Será que recebemos dele a recíproca ou, ainda, será que demonstramos a ele que desejamos receber essa atenção especial?

Se observar muitos casais, verá que eles têm a tendência a reservar o melhor de sua atenção, de suas bebidas e iguarias, de seus objetos de casa para ocasiões especiais, porém, para pessoas de fora que essas ocasiões costumam trazer. Enquanto isso, relegam a terceiro plano essas mesmas coisas para o próprio marido e para seus próprios momentos dentro de casa.

Reserve, portanto, o melhor de si à pessoa com quem se relaciona. Faça tudo para que um seja a mais carinhosa e atenciosa possível com o outro. Tratem-se mutuamente como a pessoa mais importante um para o outro, sob todos os aspectos. Porque, na verdade, é isso exatamente o que vocês são.

Intimidade excessiva

Não deixe o seu homem participar ou presenciar certos momentos íntimos tais como: usar o banheiro, cortar as unhas, depilar axilas, cabelos com bobes e outros momentos, digamos, menos dignificantes. Esses minutos são necessários, porém nada glamourosos.

Quando você for se preparar para uma ocasião especial que requeira uma produção melhor, é preferível que ele veja o resultado final em vez de presenciar todas as etapas que levam a esse resultado.

Do mesmo modo, não deixe que ele a veja sempre nua. Mantenha um pouco de charme e de mistério.

Quando precisar ficar sozinha, reserve para si esse momento, lembrando-se de dar também a mesma oportunidade e liberdade ao parceiro. Seduza-o em meio a um clima, deixando-o pensar que é ele quem a está seduzindo. Deixe que ele exercite seu papel de caçador.

Evite apelidos tidos como carinhosos mas que, aos poucos, matam o tesão necessário para uma relação a dois, tais como: pai, mãe, meu velho, minha velha, filho, filha.

Não se deprecie utilizando pérolas do gênero:

Ela: "Amor, você não acha que estou com celulite?".
Ele: "Não, não está".
Ela: "Olhe bem. Estou cheia de celulite!".
Ele: "Eu disse que não está".
Ela: "Você não olhou direito!".
Ele: "Realmente... pensando bem, tem um pouco, sim".
Ela: "O quê?? Como você diz uma coisa dessas? Você não me ama mais?".

Diante de um diálogo desses, vale lembrar: os homens pegam as dicas facilmente. Já basta, para nós, saber o que nos desagrada. Para que alardear isso? Será que não há algo mais interessante para dizer? Se você fosse lançar um novo produto no mercado, iria fazer a melhor ou a pior propaganda desse produto? A melhor, não é? Pois o mesmo serve para si mesma!

Conheço uma mulher a quem admiro muito. Ela é casada com um homem que a ama demais. Um dia eu descobri o porquê. Ela me disse: "Quando estou me sentindo feia ou com algo em mim que não gosto e sinto necessidade de comunicar isso a ele, eu inverto o jogo. Procuro algo de que eu esteja realmente gostando naquele dia e é isso o que eu comunico". Ela deu um exemplo: "Meu bem, minha pele está tão bonita hoje, você não acha?". Essa mulher sabe o que faz. Ela inverte o jogo, colocando em evidência alguma coisa boa. Na maioria das vezes, colocamos em evidência nossos pontos negativos e não os positivos. Comece, portanto, a agir diferente e veja os resultados que vai obter.

O tédio

Onde a criatividade desaparece, o tédio se instala. Para um sexo gratificante, não é necessário usar apenas os corpos, mas também – e muito mais ainda – a mente. O que ocorre com frequência é que as pessoas ficam preocupadas com o marasmo instalado no campo sexual e afetivo, quando na verdade, em vez de se *preocuparem,* devem, sim, *ocupar-se* do seu relacionamento.

Acompanhe, por exemplo, as dicas seguintes:
• deixe de lado velhos conceitos e busque novas formas de amar;
• ponha em estado de alerta todos os sentidos, prestando atenção ao que dá mais prazer a si mesma e ao parceiro;
• seja criativa em tudo;
• aprenda a ousar;
• erotize o ambiente em que seu parceiro se encontra. Por exemplo, envie-lhe uma caixa de presente *vazia,* com um bilhete dentro dizendo: "Isso é tudo o que estarei usando hoje à noite ...";
• erotize os pensamentos do homem que ama. Por exemplo, se ele usa uma peça de roupa que você acha sexy, diga isso toda vez que ele usar aquela roupa, ele se lembrará do que ouviu;
• lembre-se de que os homens também gostam de se

sentir atraentes para sua companheira, seja no físico, seja no vestuário, seja no perfume.
- tenha planos sexuais, sensuais ou afetivos.

Volto a afirmar: você deve priorizar sua vida sexual da mesma forma que prioriza as outras coisas, e deve se fazer a pergunta: "Qual foi a última vez que coloquei um plano sexual em andamento?".

Você faz planos para o orçamento, faz planos para uma viagem, para a escola dos filhos e quem sabe tenha a sua vida planejada para os próximos cinco anos. Mas quando foi a última vez que se sentou para planejar um momento puramente para o sexo? Algo como uma saída, uma surpresa, uma roupa, algo diferente.

Limites para quê? Solte sua imaginação e pense no que gostaria de fazer ou de vivenciar.

Se for o caso, não deixe que as pressões diárias de que falamos deem origem às desculpas por falta de tempo e que, amparada nessas desculpas, você se impeça de realizar algo interessante. Se seu parceiro de todos os dias fosse um amor que tivesse conhecido recentemente, você arrumaria um tempo, não se sabe de onde, para estar com ele. Empregue, pois, todos os esforços, todo o tempo disponível e toda a sua criatividade para se deixar ficar, de vez em quando, em um oásis sexual. Não espere um momento mágico para fazer amor com ele. O momento mágico é que está à espera de vocês, em todas as horas, bastando ter vontade de torná-lo concreto.

Nono Passo

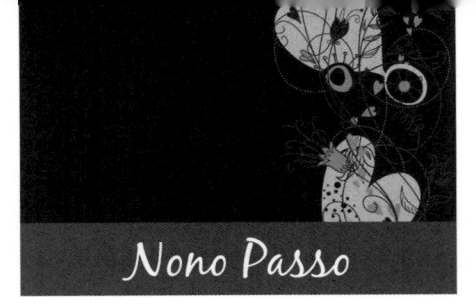

Entender os segredos da sedução através dos sentidos

CINCO SENTIDOS

Através do *olhar*,
vejo o mundo em explosão de cores.

Através do *aroma*,
a percepção das coisas boas invade minha alma.

Através do *toque*,
sinto a presença do Universo.

Através do *som*,
meu corpo se alegra e voa livre.

Através do *gosto*,
descubro sensações inesperadas.

A vida é isso.
Mas tudo isso, sem *você*, não é vida.

Nelma Penteado

CINCO AMORES

Cinco amores me cercam, me envolvem,
não consigo resistir.

O *gosto* que eu gosto é o seu,
o seu *toque,* suave ou não,
me transmite o que o seu *olhar* quer me dizer,
porque eu entendo tudo desse olhar.

O seu *cheiro* é diferente, único,
tão único quanto sua *voz...*
que eu adoro, que não canso de *escutar.*

Cinco amores eu tenho num só,
todos eles eu *amo* demais: você.

Domingos Veiga

A VERDADEIRA SEDUÇÃO: OS CINCO SENTIDOS

As grandes amantes sabem que para se tornarem inesquecíveis devem se preocupar não apenas com o prazer físico do ato em si, mas também com a estimulação dos cinco sentidos. Se você gastar um tempo procurando ver o que poderia ser agradável para os dois, se dedicar um tempo lendo e se informando para manter uma conversa agradável e não para ficar falando apenas de problemas, casa, família e temas que não são oportunos para o momento do amor, terá descoberto um grande segredo.

1
VISÃO

Os homens reagem prontamente a um estímulo visual. Cuide de sua aparência, mas tenha em mente que os cuidados que tiver para consigo mesma farão com que se sinta mais sensual. As roupas íntimas devem ser antes do seu agrado, para ser então do agrado do seu parceiro. Um vestido de tecido macio e gostoso, de uma cor que combine com o seu tipo, é também estimulante. As cores exercem um papel muito importante no apelo visual. Lembre-se disso cada vez que for escolher uma roupa para estar com ele ou mesmo para sair.

Ambiente

Quando quiser, seja onde for, crie o cenário de seus sonhos, transformando o local de amor numa atmosfera sensual e sedutora. Crie mensagens bonitas com flores, bilhetes, velas. Troque a luz comum do quarto por uma luz colorida, ou ponha um lenço colorido sobre o abajur. Arrume uma mesa bem bonita para vocês, arranjando os detalhes a seu gosto. Deixe a cama limpinha, cheirosa, bonita e aconchegante.

Use todos os recursos que tiver à disposição, sejam eles tecidos, objetos, cristais, roupas íntimas e tudo o mais que sua imaginação ditar, pois eles não se prestam a um fim único, que é o adorno. Eles servem também para que vocês se sintam dentro de um ambiente sensual.

Striptease — estímulo visual

O striptease *é um dos meios empregados pela mulher para tomar o poder e reinar sobre o universo.* (François des Aulnoyes, 1958).

Um *striptease* é, para o homem, uma atração inesperada, sensual e marcante. Além disso, o *strip* passa a ideia de que aquela mulher gosta de si própria, gosta do próprio corpo, o que, por si só, também é um fator muito excitante para o homem. É um meio de despertar o desejo, de provocar o parceiro, que, principalmente, se sente homenageado.

Agora, um detalhe importante. É muito diferente o homem assistir a um *striptease* em uma boate e a um *strip* da mulher que ele ama. Na boate, tudo é rápido, frio, calculado, mercantilista. Vindo da mulher com quem ele se relaciona, o mesmo ato é algo que lhe soa amoroso, feito exclusivamente para ele, com afeto, vontade de agradar, paixão e desejo.

Vamos agora conhecer alguns passos que realçarão seu *strip*.

Um bom curso

Sou a pioneira no mundo em criar uma metodologia para cursos de *striptease*, bem como também em ministrá-los para mulheres casadas, noivas ou solteiras que queiram investir em um relacionamento bonito com o homem de sua vida. Se você tiver oportunidade de fazer o curso comigo, vai aprender de forma prática a se descontrair, a se movimentar com graça, charme e sensualidade e, principalmente, a elevar sua autoestima, além de uma série de outras dicas importantes.

Na falta do curso, procure colocar para tocar, várias vezes, a música que você usará para o seu *strip*. Enquanto vai se familiarizando com a música, procure dançá-la, também várias vezes, sem se preocupar com um estilo estereotipado – procure sentir a música e dançá-la do seu jeito.

Seu corpo

Nós já conversamos um pouco sobre o seu corpo. O que precisa ficar claro, porém, é que *nada* impede você de fazer um *strip* lindo e sensual, a não ser a sua mente e a sua acentuada autocrítica.

Nos meus cursos, tenho mulheres de 18 a 65 anos, de todas as estaturas, pesos, tipos e maneiras. Se você acredita que só aquela garota linda do comercial é capaz, se você se acha velha demais, nova demais, magra demais ou gorda demais, ou se tem alguma outra preocupação desse tipo, eu lhe digo: você está perdendo um tempo precioso. Para todas as que vencem barreiras, o resultado é um trabalho lindo, sensual e que encanta muito o parceiro.

Seu visual

Não é todo dia que você fará um *strip* para ele. Portanto, prepare-se para a ocasião, colocando uma roupa bonita e uma *lingerie* ousada e linda por baixo do vestuário – siga seu instinto, colocando peças com as quais você se sinta sensual e bonita. Capriche no cabelo, no perfume, enfim, produza-se para a ocasião.

Cenário

Pode ser sua casa, o motel, um chalé à beira da praia ou qualquer lugar que sua imaginação apontar e que você quiser. Lembre-se de pedir ao parceiro que se sente no local mais adequado, a fim de assistir melhor à sua *performance*.

Música

A música para um *strip* deve ser especial, podendo ser mais lenta ou até mais agitada. Tome cuidado, porém, com as músicas excessivamente românticas. Acima de tudo, a melhor música é aquela que toca você, de alguma forma, que a estimula a dançar ou que estimula sua sensualidade. Escolha sempre previamente a melhor opção para o momento.

Vestuário

A melhor roupa é aquela que sua imaginação ditar, mas vale sempre uma produção. Pode ser uma roupa convencional, um vestido de festa, lenços enrolados pelo corpo, alguma criação sua etc.

Movimentos

O quadril é um dos pontos fortes do *strip*. Movimente-o sempre da maneira que desejar, mas dentro de uma constante. Pode levá-lo para os lados, para a frente ou para atrás, em movimentos circulares.

Pés

Seja qual for o movimento, mantenha os pés com a ponta direcionada para a frente, como os pés de uma bailarina.

Mãos

Os movimentos com as mãos devem ser leves, sensuais. Suas mãos podem percorrer todo o corpo enquanto você executa os movimentos, pois isso torna o *strip* muito mais excitante e atraente.

Olhar

O olhar é muito importante. Se você fizer tudo certo, mas com um olhar vazio ou perdido, assustado ou indiferente, não obterá um efeito marcante e bonito.

Já com um olhar direcionado para o parceiro –

principalmente se você colocar nele segurança, paixão, desejo – o resultado é indiscutivelmente melhor.

Uma dica valiosa: você não precisa olhar diretamente nos olhos dele. Isso pode vir a inibi-la, sem contar o fato de que nós, mulheres, temos a tendência a tentar adivinhar o que o parceiro estaria pensando ou sentindo naquele momento. Assim, procure focalizar seu olhar um ponto acima da cabeça do seu parceiro... e não tente adivinhar o que ele está pensando.

Faça o *strip* porque é uma brincadeira, um jogo erótico para ele e para si mesma. Não se preocupe com nada nem endureça os movimentos com demasiada tensão. Apenas divirta-se, divirta o seu amado e faça de seus olhos o reflexo de sua alma.

Gerais

Você pode usar cadeiras, pufes, sofás ou o que mais desejar a fim de poder sentar-se e levantar-se durante o seu *strip* – tudo com movimentos sensuais e bastante leves.

Não existe uma ordem correta para tirar as peças de roupa. Observe apenas uma certa lógica, como, por exemplo, tirar primeiro o sapato, depois as meias, se as estiver usando. Mas, em geral, você tira as peças que quiser, na hora que quiser.

Procure não olhar para as peças de roupa que for retirando. Como faz uma manequim de passarela, tire tudo olhando somente na direção do parceiro. Faça um jogo sedutor. Quando ele pensar que você vai tirar uma peça, engane-o um pouquinho e só a tire alguns segundos ou minutos depois.

Nunca treine de maneira obsessiva, pois na hora você dificilmente fará tudo exatamente como treinou. No momento, porém, encare o *strip* como uma dança, mas com a diferença de que você estará tirando a roupa enquanto dança para ele.

Entre no ambiente sentindo-se a mulher mais bonita e gostosa do mundo e vá em frente. Quando terminar o *strip*, você pode deitar-se sensualmente no chão, na cadeira ou no colo dele. Pode usar um belo chapéu que lhe agrade, uma echarpe, uma maquiagem diferente, enfim, use sempre a sua criatividade para encontrar os acessórios que a façam sentir-se bem. Ponha criatividade em tudo o que fizer na vida, inclusive em um *striptease*.

2
OLFATO

Para deixar o ambiente com aromas agradáveis, você pode espalhar flores, óleos aromáticos, velas perfumadas. No chuveiro ou na banheira, use sais de banho. Coloque um pouco de perfume sutil e diferente nas partes íntimas. Aromatize o ambiente, sem deixá-lo carregado demais. Troque também o seu perfume, de vez em quando.

No tempo de Cleópatra, não havia aromatizadores artificiais de ambientes em *spray*. Então, ela banhava pombas com águas de rosas ou outra flor que lhe agradasse e soltava-as dentro do recinto. Quando as pombas voavam, espalhavam perfume pelo aposento. Hoje não precisamos apelar para recursos tão extravagantes, mas o exemplo ilustra bem como uma mulher, quando quer ser criativa, pode ir longe. Cuidado apenas com os excessos, senão o que poderia ser estimulante pode se tornar intoxicante.

3
TATO

Tecidos macios, agradáveis ao tato, são muito sensuais. Lençóis fofinhos, gostosos de serem tocados, são extremamente sedutores. Um vestido cujo tecido não é tão macio, mas que pede para ser tocado, também é estimulante.

Explore com o parceiro todas as sensações do toque. Façam massagens relaxantes ou sensuais um no outro. Explorem-se só com a boca, só com as pontas dos dedos, com plumas, com tecidos gostosos etc. As variações e possibilidades são infinitas.

Massagem sensual (estímulo através do toque)

Toque, abraço, carinho... Necessitamos dessas sensações ainda no ventre materno, e, quando nascemos, o toque é nosso primeiro contato com o mundo que nos rodeia.

Não devemos deixar que o toque, durante os momentos de amor, se resuma apenas ao relacionamento sexual. Se o único contato físico for o ato sexual em si, o casal não estará desfrutando de toda a intimidade necessária para manter viva a chama de uma relação prazerosa.

Por mais agitada que a vida seja, se você reservar um tempo para massagear o parceiro e ensiná-lo a fazer o mesmo, acabarão descobrindo o poder do toque. Isso promove a renovação constante dos laços que unem o casal, possibilitando também uma nova dimensão de prazer, de amor e de afeto.

O toque é também uma poderosa forma de comunicação sem palavras, ao qual a pele responde imediatamente. Quando você massageia alguém, não apenas o corpo é estimulado, mas há também todo um envolvimento de infinitas sensações, sentimentos e emoções.

Faça da massagem e do toque partes integrantes da vida a dois, seguindo, acima de tudo, a sua intuição e só deixando que a linguagem do coração prevaleça sempre.

Passos da Massagem Sensual

O aspecto emocional

De vez em quando, ouço algumas alunas dizerem: "Eu não vou massagear o meu parceiro sem que ele faça isso comigo antes! Acho um absurdo que ele fique ali, todo folgado, enquanto eu faço todo esse esforço".

Essas palavras me transmitem a impressão de que mulheres assim têm muito o que aprender sobre homens e – por que não?– sobre elas mesmas.

Na verdade, são poucas as situações na vida em que tudo o que se tem a fazer é *receber* sem ter feito nada para tanto. Esse é o grande sucesso da massagem e de quem a oferece ao homem de forma amorosa e sem cobranças imediatas – saber gratificar alguém incondicionalmente.

Além disso, você não pode esperar receber algo que você própria não tem para oferecer. Se começar a fazer a massagem no seu parceiro, certamente novos caminhos de intimidade e de afeto começarão a fazer parte da vida dos dois e ele aprenderá com você toda essa arte e toda essa magia do toque.

Você não deve, porém, se sentir obrigada a fazer a massagem se estiver cansada, estressada ou doente. Deixe para outra ocasião, quando poderá realizá-la como um ato de carinho, tendo prazer nisso também, e não como se fosse uma tarefa.

O ambiente

O local mais adequado para uma massagem deve ser sempre um ambiente calmo e aconchegante, onde vocês dois não sejam interrompidos.

De preferência, escolha uma superfície plana, firme e espaçosa. Cubra essa superfície com um tapete, cobertor ou algo macio e felpudo. Se for época de verão, cubra-a com lençóis macios e limpos. Tenha tudo preparado e ao alcance das mãos, como, por exemplo, toalhas secas, para limpar excessos de creme ou óleo.

Procure decorar o ambiente para a massagem de forma bonita e sensual. Você pode usar uma lâmpada azul ou uma toalhinha azul ou de outra cor clara (o azul é calmante e envolvente) sobre o abajur, para criar uma atmosfera diferente.

Flores também ajudam a alegrar e a dar um ar leve e natural ao ambiente.

Você pode deixar perto uma bandeja com frutas, bebidas ou o que sua imaginação desejar.

A música

Utilize sempre música suave e envolvente. O volume deve ser agradável, de forma que dê para ouvir as coisas deliciosas que você poderá dizer ao seu amor durante a massagem.

A música deve servir para relaxar, nunca para causar irritação. Por isso, tenha uma seleção previamente feita para não se perder com esse detalhe no momento da massagem.

Óleos, cremes, talcos ou o quê?

Você deve tentar saber antecipadamente o que incomoda o seu parceiro. Há muitos homens que não apreciam a sensação de óleo ou de creme em seu corpo. Para isso, a solução é utilizar talco.

Há outros que não gostam de certos odores de óleos ou cremes perfumados. Se esse for o caso, utilize produtos inodoros.

Vale a pena, ainda, fazer uma visita a um bom *sex shop*, pois ali você encontrará cremes e óleos sem cheiro, ou com sabores, e poderá ter outras ideias a partir dos produtos que encontrar.

Entretanto, se o seu companheiro não se incomodar, escolha um óleo aromático (não muito pegajoso) ou um creme hidratante. Se quiser ainda ter um certo requinte na estimulação do olfato, você pode usar um óleo ou creme perfumado com propriedades sensuais e afrodisíacas.

Cuidado, porém, com cheiros fortes ou enjoativos. Coloque sempre o produto em suas mãos e friccione-as em seguida, para só então aplicá-lo no corpo do parceiro. Não o lambuze muito nem a você mesma ou a colcha e tudo ao seu redor. Utilize apenas a quantidade necessária para a região que estará massageando.

O creme ou o óleo poderá ser aquecido, o que proporciona a quem recebe a massagem uma gostosa sensação.

Eu, particularmente, prefiro um bom creme hidratante, misturado com algumas gotas de óleo perfumado. Isso porque se a massagem se direcionar para uma relação sexual, o creme já terá penetrado na pele, o que evita tomar outro banho para retirar o óleo ou, na falta de tempo para isso, evita a sensação desagradável do óleo na boca.

O TOQUE

Não se preocupe em acertar os movimentos nas primeiras vezes, tampouco se o toque está *certo* ou *errado,* pois todo toque é agradável ao corpo. Concentre-se com amor no corpo que está tocando, esqueça as horas e todo o resto, pois cada vez será melhor que a outra.

Deixe que o parceiro perceba seu amor e desejo pela maneira como o toca. Procure um toque deslizante: palmas das mãos abertas, deslocando-se sobre a pele dele, com uma pressão nem muito suave, nem forte demais. Na dúvida, pergunte – ele saberá lhe dizer qual a pressão adequada, até o dia em que você terá aprendido para saber por si mesma como fazer. O importante é começar.

Não procure tocar os genitais como ponto central de sua massagem. Ensine ao homem, pelo toque, que outras zonas são tão excitantes quanto a área genital.

Mantenha suas mãos macias e descontraídas. Adote uma posição confortável para você e, depois de feito o contato, não o interrompa até terminar a massagem. Evite movimentos bruscos ou repentinos; acabe tão delicadamente quanto iniciou.

Não se preocupe em pensar se no final vocês irão fazer amor, se irão descansar ou simplesmente conversar.

O importante dessa massagem não é a penetração física, mas a penetração na mente e no coração de cada um de tudo quanto é gostoso e importante, esses momentos de carinho e de intimidade entre vocês.

Para ambos

De preferência, tomem um banho gostoso antes de iniciar a massagem. O banho não se presta apenas à higiene, mas serve também para descontrair e relaxar.

Ele deve deitar-se sobre a superfície em que será massageado, em decúbito ventral, isto é, de barriga para baixo. Você deve estar nua, apenas com um belo roupão ou robe por cima. Não é preciso, contudo, utilizar sempre esse roupão – ele serve para dar um toque a mais, dentro do jogo erótico da sedução, como você verá no decorrer da massagem.

Para você

A massagem sensual não serve simplesmente para proporcionar prazeres e delícias ao parceiro, mas também para você mesma. Sinta-se sempre a mulher mais bonita e gostosa do mundo, e certamente ele perceberá você assim.

A massagem também funciona como uma "vitrine", em que a mulher expõe ao homem tudo o que ela tem de belo, excitante e envolvente.

Portanto, meneie os quadris no ritmo da música que estiverem ouvindo. Quando possível, olhe bem nos olhos dele, transmitindo-lhe todos os seus pensamentos e desejos, sussurre ao seu ouvido tudo o que seu coração e tesão lhe sugerirem. Beije-o, acaricie-o e perceba que, numa relação como essa, a massagem se encontra muito mais ligada ao amor e ao desejo do que a técnica propriamente dita. Muitas alunas me dizem: "Na hora, inventei coisas que nem eu mesma sabia que eu sabia". Deixe seu coração e sua mente voarem livres.

COMO FAZER A MASSAGEM

A massagem sensual bem executada alterna momentos de relaxamento e excitação.
Esta sequência é apenas uma sugestão. Crie outras mil.

ATENÇÃO: Não existe regra por onde começar ou terminar. Lembre-se sempre de utilizar principalmente a calma e a vontade de tocar, de mexer no gostoso corpo do parceiro, de forma excitante e agradável.

Seu parceiro deve ficar de bruços, com os braços numa posição confortável. Você deverá sentar-se aos seus pés, também em uma posição que lhe seja confortável.

Passe o óleo ou o creme em suas mãos, friccione-as e em seguida massageie os pés do parceiro da forma que quiser, apenas com o propósito de espalhar o produto pelo pé todo. Se quiser, pode apoiar os pés dele em suas pernas, para facilitar os seus movimentos.

A (relaxamento) – usando os polegares no calcanhar, faça movimentos rotativos em direção aos dedos dos pés, colocando uma certa pressão. Quando chegar perto dos dedos, volte para os calcanhares e repita o movimento. Faça a massagem três vezes em cada pé.

B (relaxamento) – feche a mão e deslize-a do calcanhar em direção aos dedos dos pés.
Repita o movimento três vezes em cada pé.

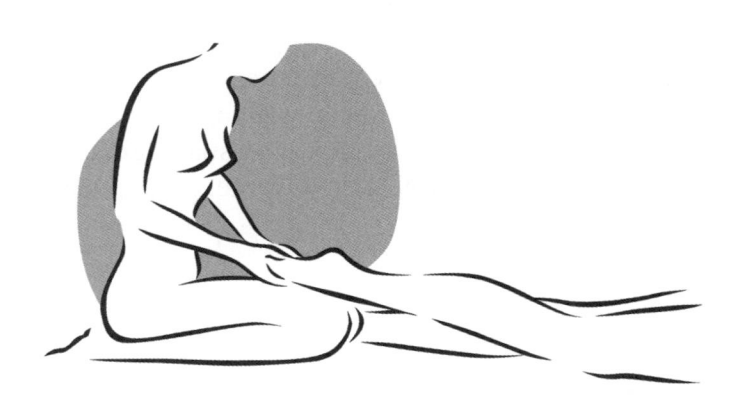

C (relaxamento) – com as mãos abertas e o pé do parceiro entre elas, faça, com uma certa pressão, um movimento de deslizamento, também na direção que vai do calcanhar até os dedos do pé. Repita três ou quatro vezes em cada pé.

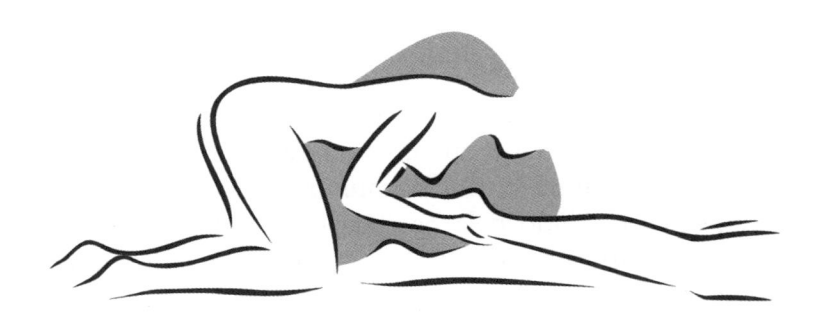

D (excitação) – passe sensualmente um pouco de creme nos seus seios, levante a planta dos pés do parceiro e massageie essa região utilizando os seios, em movimentos circulares. As plantas dos pés abrigam milhares de terminações nervosas, e o parceiro, ao sentir esse contato tão gostoso e macio que os seios irão proporcionar, certamente terá uma agradável, sensual e envolvente surpresa.

E (excitação) – sente-se perto das nádegas do parceiro e massageie essa região, sem constrangimento, do jeito que sua vontade mandar. Agora, você pode massagear toda a região das nádegas com a sua própria virilha, fazendo-o sentir o contato de seus pelos pubianos e de sua vagina. Mexa o quadril de forma insinuante e envolvente, para que ele sinta todo o seu calor.

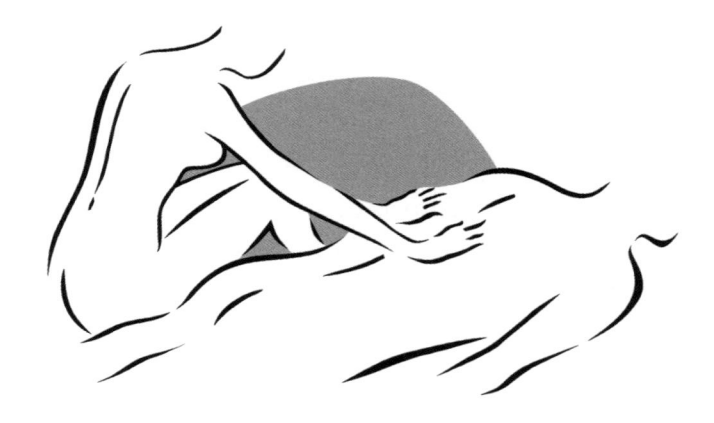

F – Massageie as costas do parceiro, primeiramente, do modo que tiver vontade, apenas para espalhar o creme e com o intuito de acalmá-lo *um pouquinho*. Em seguida, deslize as mãos, começando pela base da coluna até a região dos ombros, voltando da mesma forma. Suas mãos devem estar abertas para poder alcançar a maior superfície possível das costas.

G – Faça movimentos circulares com as pontas dos dedos, em toda a coluna, começando da base até os ombros.

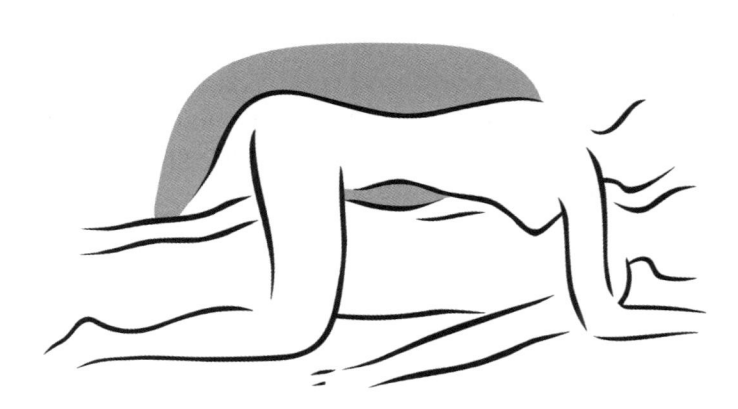

H – Passe o produto nos seios e deslize-os por toda a extensão das costas do parceiro. Aproveite para beijar, lamber, sussurrar palavras sensuais e envolventes em seus ouvidos, enquanto realiza esse movimento.

I – Deite-se sobre seu parceiro e mexa seu corpo como um todo, para que ele sinta o seu calor e o ritmo sensual de seus movimentos.

J – Peça para seu homem virar-se, mudando de posição. Levante-se e posicione-se novamente aos pés dele.

ATENÇÃO: Nesse momento, você estará em pé, olhando firmemente nos olhos de seu parceiro, e, ao ritmo suave da música, você deverá ir aos poucos tirando seu roupão. Feito isso, sente-se aos pés dele, a fim de iniciar a massagem, desta vez com ele posicionado de frente para você. Os movimentos agora serão de excitação pura.

K – Repita nos pés dele os mesmos movimentos que realizou quando ele estava de bruços. Ou seja, rotativos, de "soco", de entrelaçamento. Passe o produto em seus seios e, levantando uma perna dele de cada vez, passe novamente as plantas dos pés nos seus seios. As pernas masculinas são pesadas, não levante as duas ao mesmo tempo para não correr o risco de se desequilibrar.

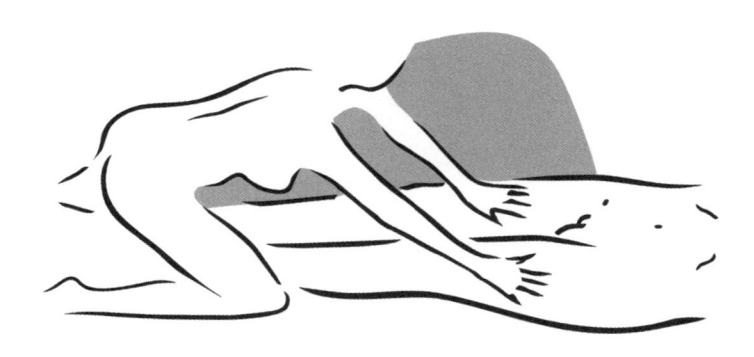

L – Com os seus joelhos, abra as pernas de seu parceiro e sente-se no meio – precisamente entre os joelhos –, colocando uma das mãos em cada uma das coxas dele, e vá, devagar e de forma sensual, pressionando e soltando suavemente a coxa. Com esse movimento, siga em direção à virilha. Ao chegar perto da virilha dele, pare e coloque suas mãos na posição original e repita o processo.

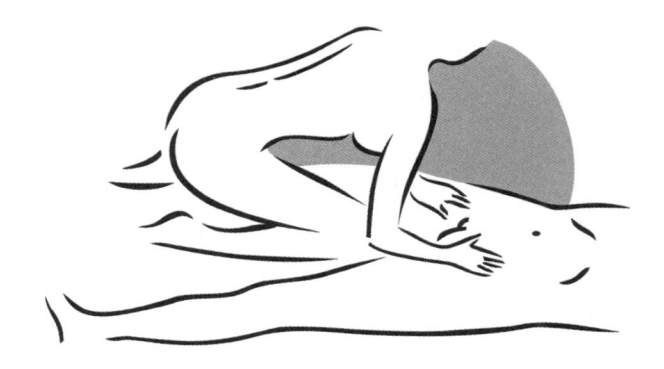

M – Espalme as mãos sobre a virilha e, de forma lenta e suave, realize com as mãos movimentos rotativos, sem retirá-las do lugar.

N – Nesse momento, olhe para ele, abaixe sua cabeça e passe a língua de forma gostosa, lenta e torturante, em toda a sua região pélvica, incluindo os quadris, os testículos, o pênis, a coxa etc.

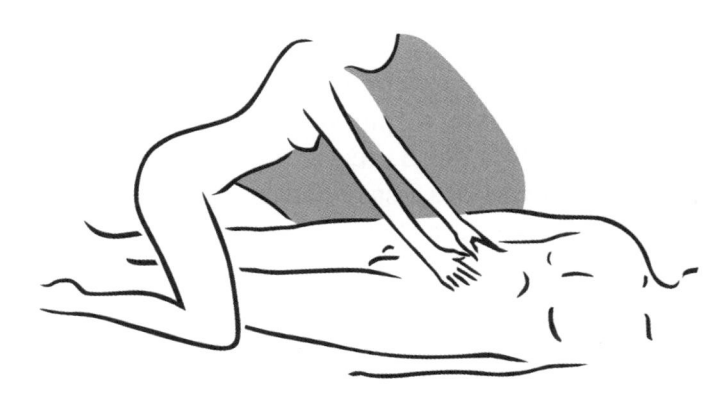

O – Feche as pernas dele, sente-se próximo ao seu órgão genital, passe saliva em suas mãos e acaricie toda a região (pênis, quadris, coxa, virilha), sem se esquecer de, nesse instante, mexer os quadris em ritmo sensual.

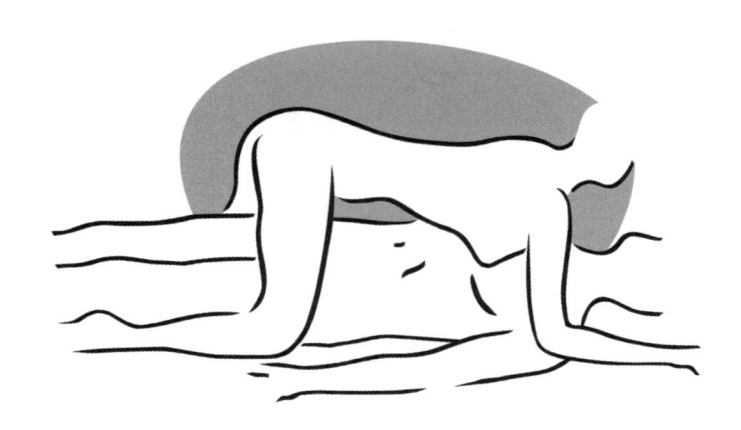

P – Passe novamente um pouco do produto em seus seios e em seguida aproxime e toque com os seios a região que compreende desde o pênis até a boca, num lento movimento de vaivém.

Q – Fique em pé, vire-se de costas e mexa seus quadris sensualmente, enquanto procura novamente sentar-se sobre o parceiro, bem devagar. Esse estímulo visual é muito excitante para o homem.

R – Você está agora por cima dele, na posição do clássico 69, e é justamente isso o que você irá fazer em seguida: oferecer a ele a delícia de sua região genital, a fim de que ele possa explorar com a boca essa região da maneira que desejar. Enquanto isso, você estará fazendo o mesmo com ele.

S – Vire-se e deite-se ao lado dele, acariciando suavemente seu pênis. Envolva a boca dele com um grande e delicioso beijo, e pode ser que, desse momento em diante, haja o início de grandes momentos de intimidade, carinho e paixão.

NOTA: Existem muitas e muitas variações para a massagem sensual. O importante não é decorar técnicas, mas sim, ir incorporando coisas novas, movimentos e toques novos, sempre que seu coração desejar. Vale ler livros sobre o assunto, mas todo conhecimento, sem a ação correspondente, se torna inútil.

Toque o corpo do seu homem como se fosse uma viagem em busca de novas descobertas. Não menospreze nenhum ponto, procurando sentir a textura, o calor da pele, palmo a palmo.

Pergunte a ele onde gostou mais de ser tocado, pergunte-lhe do que não gostou. Enfim, após todo o clima terminar – mas provavelmente ambos ainda estarão envolvidos numa atmosfera carinhosa –, conversem sobre o quanto foi bom, sobre como seu parceiro gostaria de receber determinados toques e outras coisas de que você se lembrar no momento.

Chegará o dia em que você irá direcioná-lo também, o que será muito prazeroso, a partir do momento em que vocês abriram essa porta para a intimidade e para o carinho maior, dentro dos toques envolventes da massagem sensual. Tudo sem pressa, sem medo, sem tabus ou hesitações. Apenas com a vontade imensa de agradar, de partilhar, de dar e receber carinho, tesão e amor.

4
AUDIÇÃO

Crie um clima romântico e sedutor, um clima suave e envolvente, por meio dos sons. Dancem juntinhos suas músicas preferidas. Diga-lhe frases picantes, ternas, sensuais e que o elogiem.

Mas pense também em sentir a delícia do silêncio. Se ambos tiveram um dia superagitado, em que ouviram sons de buzinas de carros, máquinas e aparelhos, muita gente em volta falando, o ideal é desligar tudo quando estiverem a sós – a TV, o rádio, o telefone – e deixar que a paz e a tranquilidade os envolvam, ouvindo apenas a respiração um do outro. Muitas vezes, é esse minuto de silêncio a dois que fica na lembrança e que faz com que vocês voltem a procurar o prazer de estarem juntos.

5
PALADAR

Vale a pena saber preparar um prato saboroso e especial para o seu homem. Você não precisa ser uma exímia *chef* de cozinha, mas, sem dúvida, ele vai apreciar muito o cuidado e o carinho com que você preparou uma refeição, mesmo que seja arroz com ovo.

Arrume uma bandeja com frutas suculentas e sensuais e faça disso um momento divertido, em que um alimenta o outro. Esse ato cria intimidade.

Espalhe sabores diferentes pelo corpo dele ou pelo seu próprio corpo: mel, chantili, o que preferirem. Em casas especializadas, existem calcinhas comestíveis com vários sabores.

Tomem um sorvete juntos e deixem que ele percorra caminhos inusitados.

Décimo Passo
A mulher sensual

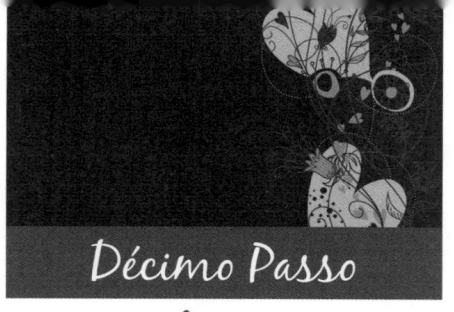

O caminho entre a mulher que você é e aquela que realmente deseja ser, entre o tipo de relação que tem e que realmente gostaria de ter pode ser longo. Mas vale a pena insistir sempre, lutando por aquilo em que você acredita. Sempre, sempre tendo em mente que você merece o melhor possível e que é isso que deve buscar para a sua vida.

Tudo em matéria de amor vale a pena. O amor me levou a buscar algo melhor para mim, levou-me a compartilhar com outras mulheres o que aprendi. É isso o que eu procuro fazer nos meus cursos, nas palestras e, agora, com este livro.

Acabei por compreender que todos os meus relacionamentos anteriores, bons ou não, foram apenas degraus de uma escada rumo ao meu crescimento interior, para atingir tudo o que hoje eu sei, quero e espero de uma vida afetiva plena.

É sempre o amor que me leva, no final de cada curso ou palestra, a chorar de emoção ou a rir de alegria diante de uma descoberta.

É o amor infinito e superior de Deus, a quem entrego todos os meus caminhos e a vontade de ser seu instrumento para levar algo de bom às pessoas, que me move a cada dia.

Minha mensagem

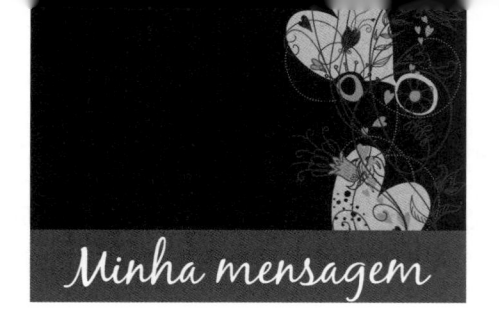

Enquanto escrevo as últimas linhas deste livro, eu me pego pensativa, querendo antever se ele será de fato uma contribuição para as minhas leitoras e alunas... Será que eu disse tudo? Não me esqueci de algum detalhe importante? Será que me fiz entender?

Estou aqui com minhas dúvidas e pensamentos e eis que ouço o barulho de algo caindo. É Caroline, minha filha, que brinca ao meu redor enquanto trabalho no livro e deixa cair um brinquedo. Apanho o brinquedo do chão, entrego para ela e olho bem dentro dos olhinhos dessa mulherzinha tão pequenina, de sete meses, que está começando sua jornada pela vida.

Então, uma sensação me invade em seguida: a de que valeu a pena, tenha eu falado pouco ou muito, e do meu jeito. Valeu tentar passar essa mensagem, para que as mulheres que a lerem possam repensar um pouco mais sobre amor, felicidade, afeto, sexo, carinho, paixão e desejo. Eu tento aqui deixar claro que tudo isso é um *direito* que cada uma de nós possui.

Eu quero que minha filhinha tenha tudo isso e que, na hora certa, ela deixe desabrochar sua sexualidade, sua sensualidade e seu amor. Quero que ela nunca permita que homem algum a faça sentir-se diminuída, sem forças ou sem dignidade. Que ela saiba a força que tem como mulher e que encontre um mundo menos preconceituoso e mais natural, mais voltado para o amor e para a felicidade.

Quero que ela se sinta tão feliz quanto eu me sinto neste momento, olhando para os seus olhinhos, sabendo que ela é fruto de um amor muito grande, renovado a cada dia, com tudo aquilo que eu sempre enfatizo: respeito, carinho, atração, comunicação e paixão.

Hoje eu entendo que a felicidade conjugal é uma casa feita de tijolinhos colocados um a um, todos os dias. Ao desejar o melhor à Caroline, sei que é exatamente a mesma coisa que eu desejo a cada leitora, com a mesma intensidade. Ou seja, que você seja uma mulher muito mais realizada do que foi até agora e que todos os seus sonhos de se relacionar harmoniosamente com alguém sejam uma realidade, com as graças e as bênçãos de Deus.

Um grande e carinhoso beijo,

Nelma Penteado

Depoimentos

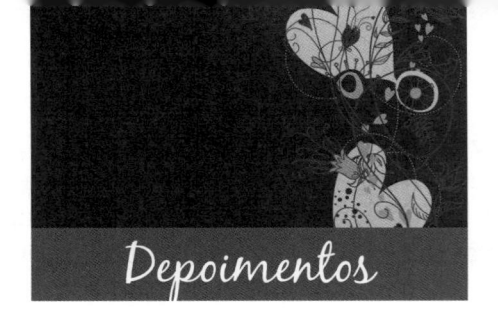

Nesses anos todos, o que tem sido mais gratificante para mim são os depoimentos das pessoas sobre o meu trabalho, pois isso é um sinal de que meu objetivo está sendo alcançado. Quero mostrar às mulheres que elas têm muito mais poder de sedução, de persuasão e daquele toque inexplicável que hipnotiza e prende um homem, não importando a idade, o físico, o nível social, a raça. Enfim, toda mulher é muito mais e pode muito mais do que julga ser capaz.

São depoimentos que ficam gravados a ferro e fogo dentro do meu coração, que me arrepiam e me fazem rir e chorar com essas mulheres maravilhosas.

Quero agradecer a todas elas e dizer que nenhum dos depoimentos que recebi deixou de ser importante para minha vida e meu trabalho. Não seria possível transcrever todos eles. Por isso, como uma maneira de representá-los aqui, transcrevo a seguir os depoimentos de algumas de minhas alunas queridas que quiseram estar comigo neste livro.

"A mulher, hoje, manda, executa, dirige e governa. Mas é levada a ter medo e vergonha de sua própria sensualidade desde bem cedo, desenvolvendo, então, uma redoma de autopreservação para sua própria sobrevivência – embora sempre tenha a frustrante tentação de explorar esse mundo mágico, que acaba explodindo apenas em sonhos que ela nunca revela para não se tornar frágil diante dos outros e dela mesma. Foi a preocupação com essa mulher sonhadora e oprimida que levou Nelma Penteado, uma pessoa destemida, determinada e aberta, a desenvolver um trabalho extraordinariamente acessível a todas as mulheres, sem longos rituais teóricos e sem monólogos esotéricos. Conhecer esse trabalho é como agendar um encontro com você mesma, para poder olhar-se no espelho e desvendar-se, experimentando o assustador e maravilhoso universo de fantasia e de sensibilidade feminina, que não fragiliza, e sim fortalece, e o que é melhor: descobrir que pode utilizá-lo na conquista de uma vida mais feliz e completa.

É o impulso para essa conquista gradual e incessante a preocupação do trabalho desempenhado por essa fantástica mulher chamada Nelma Penteado, que conseguiu, enfim, simplificar a fórmula secreta para que toda mulher possa constatar que pode e deve ser a atriz principal de seu próprio filme e que todas as fantasias podem fazer parte do mundo real, do mundo cotidiano. Foi uma deliciosa sensação descobrir, com essa extraordinária amiga, com quem reparti momentos que se tornaram históricos em minha vida, pequenos segredos que, encaixados, fazem da gente não uma outra pessoa, mas a gente mesma... digamos, numa versão mais original."

Eliane Domingues dos Santos, secretária

"Tenho certeza de que, assim como aconteceu comigo, muitas das mulheres que fazem o curso são movidas, no primeiro instante, pela curiosidade, mas a partir do momento em que Nelma começa a relatar, com sabedoria e segurança, tudo aquilo que se propôs a ensinar, é praticamente impossível não se emocionar com toda a magia de seus ensinamentos.

Nelma Penteado tem uma personalidade forte, decidida, mas, por outro lado, é uma pessoa extremamente amável, carinhosa e delicada. Nunca conheci uma pessoa com uma capacidade tão grande de amar quanto ela. O que para Nelma se transformou em trabalho, a princípio foi totalmente voltado para conquistar e agradar o homem de sua vida e assim viver uma relação completa de amor e desejo. Quando cito o grande amor que ela possui, refiro-me ao fato de ela não ter guardado para si as descobertas que fez. Ela se dispõe hoje a ensinar para tantas mulheres algo que até então não se aprendia em nenhum livro ou escola: a arte de ser feliz e a descoberta da capacidade que todas nós temos de seduzir e conquistar o homem de nossas vidas, independente de beleza física ou idade.

Feliz a pessoa que tem a oportunidade de conhecer e conviver com Nelma Penteado; sua ternura nos proporciona uma paz de espírito muito grande.

Nelma, que Deus abençoe você e toda a sua família e ilumine os seus caminhos, para que você continue seu belo trabalho.

Um grande beijo!"
Christiane Araújo, 24, produtora de eventos

"Falar sobre Nelma e sobre o seu trabalho é uma tarefa difícil, porque a grandeza de seus sentimentos, a vontade de ajudar, a pureza de seu trabalho, sua capacidade, organização, técnica, amor e dedicação são infinitos e, portanto, indescritíveis. Que este livro seja, antes de tudo, um facilitador para a união dos casais. Que todos os que o lerem tenham a oportunidade de participar de um curso com Nelma, pois sua presença é fantástica e sua energia é contagiante! Que as bênçãos de Deus estejam com as leitoras deste livro e especialmente com a querida Nelma."

Mirian Florêncio, 33, empresária no ramo de beleza, casada há 15 anos, 3 filhos

❈

"Fazendo os cursos da Nelma, pude sentir o quanto é bom ser uma mulher sensual e romântica. O trabalho desperta, de maneira muito criativa e suave, a sensualidade que existe em cada uma de nós, mulheres."

Noeli Fátima Piccolli, 29, psicóloga

❈

"Nelma Penteado é uma pessoa muito especial e carismática. No decorrer de suas aulas, ela tem o dom de despertar em cada mulher a sensualidade que estava adormecida."

Marcia Ortega, 39, empresária

❈

"Conhecer Nelma Penteado foi um privilégio. Usufruir de sua presença e absorver um pouco de seu charme e sensualidade significou para mim uma nova etapa de vida. Seu trabalho me completou como mulher, fazendo desabrochar em mim qualidades que enriqueceram uma linda relação de amor com meu parceiro. Espero, Nelma, que você continue com esse trabalho magnífico, preservando duas joias que possui: humildade e humanidade."

Maria das Dores Correa, 65 anos, professora

❊

"Há pessoas que são tão especiais que temos a impressão de que vieram de outro mundo. Você, Nelma, é uma delas. Para nós, mulheres, você veio mostrar de forma *sui generis,* clara e abrasadora, que existe um milhão de motivos para ir em frente, vencer e, principalmente, ser feliz. Que Deus continue iluminando-a e protegendo-a, para que você possa dar continuidade a esse maravilhoso trabalho. Muito obrigada."

Maria José Xavier de Oliveira, 39, empresária

❊

"Nelma entrou na minha vida por uma curiosidade. Fiz dois de seus cursos, sem imaginar o que iria acontecer. Depois disso, tenho a impressão de que despertei, de que me conheço melhor. Percebo que me faço entender mais facilmente e sinto-me mais bonita. Minha vida conjugal passou a ser mais consciente e a sensação de saber o que se quer e o que se faz na vida sexual é ótima."

Sibelli Pedrazzolli Sales, 30, enfermeira

❊

"Conhecer a Nelma Penteado, para mim, é um privilégio. Mulher inteligente, sensível e profissional competente, ela nos transmite energia positiva, segurança e poder. Ela nos ensina com muito carinho a manifestar toda a sexualidade que está reprimida dentro de nós.

Tudo o que ela nos mostra é com muita graça e beleza e os seus ensinamentos são inesgotáveis.

Após ter participado de seus cursos, posso dizer com muito entusiasmo o que isso significou para mim como mulher e como médica.

Como mulher, pude aprender a expressar através do meu corpo toda a beleza e sensualidade que estavam guardadas em potencial dentro de mim, elevando minha autoestima e, por conseguinte, dando um toque de magia ao relacionamento com meu companheiro. Isso é fantástico!

Como médica ginecologista que sou há 25 anos, posso afirmar que, de agora em diante, poderei ajudar ainda mais as minhas pacientes e amigas.

O trabalho desenvolvido por Nelma identifica-se perfeitamente com o meu, pois nosso objetivo maior é fazer com que as mulheres acreditem no potencial de beleza e de sensualidade que todas têm dentro de si, em qualquer idade ou fase de suas vidas, e que cada uma tem em suas mãos a chave da felicidade. Um beijo."

Tania Santana, ginecologista, 49 anos, casada, 2 filhos

"Estou muito emocionada enquanto escrevo este depoimento. Tive momentos muito difíceis na minha vida, que me deixaram descrente em relação aos homens e até em relação à vida. O que Nelma tem a ver com isso? Muito. Simplesmente ela abriu a minha cabeça e o meu coração, mostrou-me um novo caminho que passa pela minha

sexualidade, mas vai muito além. Nelma me ensinou a roubar um beijo apaixonado, a ganhar um abraço apertado, a viver um amor descontrolado. Eu adoro ser assim. Nelma, obrigada, eu te amo muito."
Maria Amélia Fernandes, 35 anos, comerciante, casada, 2 filhos

❈

"Nelma teve uma participação especial e contributiva em uma nova etapa da minha vida íntima com meu marido. Pensava em conhecer novas fórmulas para desenvolver e melhorar minha sexualidade. É incrível como Nelma tem todas essas fórmulas. Ela nos ensina com bastante humor, expressão e seriedade, uma prova de que tudo que fazemos ou dizemos nunca é vulgar quando existe amor e respeito. Nelma, meu marido e eu agradecemos a você por existir. Beijo."
Simone Teixeira, 32 anos, empresária, casada, 3 filhos

❈

"Como dançarina, eu julgava conhecer plenamente meu corpo. Nos seus cursos, tive uma das experiências mais ricas da minha vida – a de tirar a roupa para mim mesma e de ser sensual primeiro para mim, sem me preocupar principalmente com o objeto da sedução. Na verdade, aprendi a seduzir a mim mesma, a amar o meu corpo (independente de sua forma). Toda mulher deveria buscar isso dentro de si – o amor-próprio. Geralmente, estamos muito preocupadas com o 'amor ao próximo' e acabamos por nos esquecer de nós mesmas. Que Deus te proteja. Com amor."
Adriana Cavalheiro, 26 anos, bailarina e professora

Nelma Penteado

♥♥

Cursos e Palestras para Corpo e Alma

Se tiver interesse em conhecer cursos, vídeos, livros e outros produtos da autora, visite o site.

www.nelmapenteado.com.br
www.mulherdiamante.com.br

Visite nosso site e conheça estes e outros lançamentos
www.matrixeditora.com.br

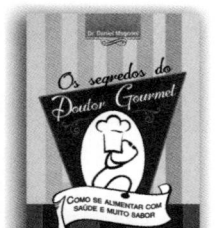

Os segredos do Doutor Gourmet

Comer bem e de modo saudável é o que todo mundo quer. Ainda bem que você pode fazer isso, seguindo as orientações de um especialista no assunto. O médico Daniel Magnoni, criador do Doutor Gourmet, mostra aqui, em ordem alfabética, para facilitar sua consulta, os principais alimentos e temas relacionados à alimentação, para você conhecer, entender e se aprimorar na arte de ter prazer à mesa.
Tudo com explicações simples, claras e muito didáticas, que podem ser acompanhadas de algumas receitas fundamentais para o seu dia a dia.

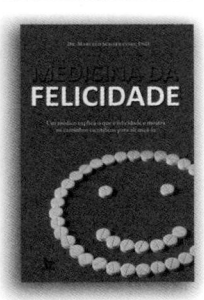

Medicina da felicidade

Neste livro, um médico mostra o que a ciência compreende por felicidade e quais são as evidências científicas que fundamentam os melhores caminhos para se chegar a ela. Dinheiro traz felicidade? Ser religioso pode fazer de você uma pessoa mais feliz? Ser mais atraente torna a mulher feliz? A segunda-feira é realmente um dia triste? Ser feliz pode ser considerado uma doença? Você vai encontrar as respostas a essas e outras indagações, com base em estudos recentes da emergente Ciência da Felicidade.

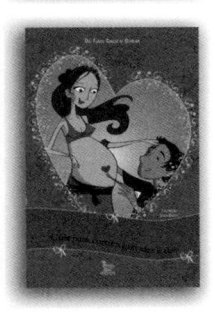

Bebê a bordo

Este grande sucesso volta agora em nova edição e com nova capa. Simpático e dono de uma conversa cativante, o ginecologista e obstetra Flávio Garcia de Oliveira, pai de cinco filhos, transformou o linguajar técnico das consultas numa agradável, alegre e esclarecedora obra, acompanhando as 40 semanas da gravidez, mostrando as transformações no corpo da mulher e o desenvolvimento do bebê (ou dos bebês, no caso de múltiplos). Mais do que simplesmente abordar a dupla mulher-criança, ele também fala das dúvidas dos pais, dá conselhos ao casal e conta histórias. Um livro perfeito para elevar ainda mais o astral de grávidas e "grávidos".

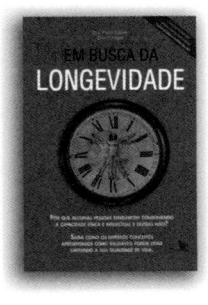

Em busca da longevidade

O estilo de vida que você adotou para viver com saúde será realmente o ideal? Como explicar que certas pessoas que não se cuidam direito acabam tendo qualidade de vida melhor do que outras que seguem certos padrões tidos como corretos? Este livro vai fazer você rever diversos conceitos de vida.

MATRIX

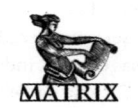